中医经典文库

王九峰医案

清·王九峰 著

校 注 江一平 胡明灿
　　　 贺志炎
审 定 巫君玉

中国中医药出版社
·北京·

图书在版编目（CIP）数据

王九峰医案/（清）王九峰著．—2版．—北京：中国中医药出版社，2006（2020.8重印）
（中医经典文库）
ISBN 978-7-80089-236-3

Ⅰ．王… Ⅱ．王… Ⅲ．医案－汇编－中国－清代 Ⅳ.
R249.49

中国版本图书馆 CIP 数据核字（2006）第 094648 号

中国中医药出版社出版

北京经济技术开发区科创十三街 31 号院二区 8 号楼

邮政编码：100176

传真：64405750

山东百润本色印刷有限公司印刷

各地新华书店经销

*

开本 850×1168 1/32 印张5.875 字数101千字

2007 年 9 月第 2 版 2020 年 8 月第 5 次印刷

书 号 ISBN 978 – 7 – 80089 – 236 – 3

*

定价：21.00 元

网址 www.cptcm.com

前　言

中华医药源远流长，中医药理论博大精深，学说纷呈，流派林立，要想真正理解、弄懂、掌握和运用她，博览、熟读历代经典医籍，深入钻研，精思敏悟是必经之路。古往今来，凡是名医大家，无不是在熟读精研古籍名著，继承前人宝贵经验的基础上，厚积薄发、由博返约而成为一代宗师的。

故此，老一辈中医药专家都在各种场合呼吁"要加强经典学习"；"经典是基础，传承是关键"。国家有关行政部门也非常重视，在《国家中长期科学和技术发展规划纲要（2006～2020)》中就明确将"中医药传承与创新"确立为中医药领域的优先主题，国家中医药管理局启动了"优秀中医临床人才研修项目"，提出了"读经典，做临床"的口号。我们推出这套《中医经典文库》，也正是为了给广大中医学子阅读中医经典提供一套系统、精良、权威，经得起时代检验的范本，以倡导研读中医经典之风气，引领中医学子读经典、用经典，为提高中医理论和临床水平打牢根基。

本套丛书具有以下特点：①书目权威：丛书书目先由全国中医各学科的学科带头人、一流专家组成的专家指导委员会论证、筛选，然后经专家顾问委员会审核、确定，均为中医各学科学术性强、实用价值高，并被历代医家推崇的代表性著作，具有很强的权威性；②版本精善：在现存版本中精选其中的最善者作为底本，让读者读到最好的版本；③校勘严谨：聘请具有深厚中医药理论功底、熟谙中医古籍文献整理的专家、学者精勘细校，最大限度地还原古籍的真实面貌，确保点校的高质量。

在丛书出版之际，我们由衷地感谢邓铁涛、朱良春、李经纬、余瀛鳌等顾问委员会的著名老中医、老专家，他们不顾年迈，热情指点，让我们真切感受到老一辈中医药工作者对中医药事业的拳拳挚爱之心；我们还要感谢专家指导委员会的各位专家和直接参与点校整理的专家，他们不辞辛苦，兢兢业业，一丝不苟，让我们充分领略到中医专家的学者风范。这些都将激励我们更加努力，不断进取，为中医药事业的发展贡献出更多无愧于时代的好作品。

中国中医药出版社

2007 年 1 月

内 容 提 要

　　本书系清代医家王九峰撰，由其门人整理而成。全书分上、中、下三卷，共列 52 个病症。因其疗效卓著，故广为医家所推崇。本书抄本甚多，此次整理，据无锡锡北已故名医邹鹤瑜先生处所藏精抄本为底本，以王硕如编《九峰医案》等为校本校注而成。

　　本书可供中医各科临床医师参考阅读。

校 注 说 明

　　《王九峰医案》为清代医学家王九峰著，其书系由门人辈集临证方案整理而成，此后医家互相抄阅，散布流传。而公开发表者，就我们所知，最早见于公元1927 年，是在上海中医学会发行的《中医杂志》上分期刊出（共 49 个病症），由余继鸿介绍；至 1928 年沪上医家秦伯未氏，在辑集《清代名医医案精华》时，即据余氏介绍医案，摘选部分充入其中（共 41 个病症）。嗣后越八年，于 1936 年江苏镇江王氏后裔王硕如重又编纂出版，书名《九峰医案》，系铅印本，原书病症分类未详列，前有焦易堂序文。

　　这次校注，是据无锡锡北已故名医邹鹤瑜先生处所藏精抄本为底本（共列 52 个病症），以王硕如编《九峰医案》为主校本，以《清代名医医案精华》及 1927年《中医杂志》余氏介绍《王九峰医案》为参校本。对全书互有不同出入处，运用对校、他校、本校及理校等方法，逐一校勘。对错漏、衍文、倒置等句，本着上述精神，予以校正说明；其有明显错讹者，则径改之；存疑者，加注并存之，以俟今后再商。

　　举例：改正者：如《抄本》哮喘门"严氏归脾"

误为"杨氏归脾";虚损门"侮子"误为"附子";痫厥门"尸厥"误为"时厥";鼻渊门"扃固"误为"遍固","辛颎"误为"辛额";痰饮门"中焦如沤"误为"中焦如沥";经脉门"蒠茹"误为"芦茹"等皆径改正之。

并存者：如《抄本》时邪门，有两案中都用"芦尖"，而《清代名医医案精华》（以下简称《秦本》）却用"笋尖"；关格门，首案用"萸肉"，而《秦本》用"吴萸"；胎产门，有例医案案语为"寒热如感"，而《秦本》为"寒热并盛"；凡此等，皆加注并存。

补阙者：如《抄本》咳嗽门，有一医案处方，末后制膏炼丸用"仪膏"，词义欠通，难以理解，参校其他三本亦同，点校时据文义加一"两"字，断为听写时"两仪膏"漏写所致。

此外《抄本》中若干虫病医案，因具有呕吐症状，列入反胃门者，为求分类统一，点校时移归虫病门中，以调整之。

这次点校，发现《抄本》中有些医案处方，书写比较他本正确，可以纠正《秦本》与1927年《中医杂志》余继鸿录存"王九峰医案"中差错处。如目疾门中的《局方》平补"镇心丹"；癫狂门中的"归神丹"等。而上述二本，有讹为"正心丹""归脾丹"者，显系亦是当时门人弟子听写或传抄之讹。

凡此事例，因限于篇幅，恕不一一列举，总的目标是校注后，力争达到原著本义，尽量消灭文字差错，俾对读者负责。但由于水平有限，其间恐不到之处仍有，还希同志们教正。

校注者

序　言

　　《王九峰医案》为清·王之政撰。之政一名明泾，字献廷，九峰乃其号。生于公元 1753～1815 年，江苏省丹徒人，为乾隆嘉庆年间名医，自少颖悟，得家传岐黄术，经人激励后，又刻苦攻读，学成出而问世，诊务繁忙。家居每日病者踵门百十人，于中堂设座，旁坐弟子辈，每诊一病者，舌耕指画，由弟子书方，名噪海内。从学者甚众，后皆有成就。

　　乾隆时召为御医，故人又称其为"王征君"。曾授太医院院监，名重公卿间，延聘者叠至。为医无分贫富，不辞劳苦。所活甚众。某年，传其曾为江宁某将军女诊病，王未知其尚为室女，脉之断为怀孕，将军闻公言，怒入内室，须臾握血胎出。公震恐，耳因之聋，后时人又以"王聋子"呼之。

　　平生忙于诊务，无暇著述，门人集其方，为《九峰医案》，奉为圭臬。

　　本书系以无锡锡北名医邹鹤瑜氏所藏精抄本为底本校注而成。原书封面磁青纸，内为毛边纸，恭楷笔录，书函长 27 厘米，阔 15.5 厘米，厚 2.5 厘米，分上、中、下三卷，共列 52 个病症，其案例病种较其他通行本皆多，差错讹字亦少，堪称佳本。

综观本书医案，其特点是析理能深入浅出，平正通达；其论证，每引《经文》以发微，能围绕病情，一言中的，其论治，能把握病变关键，运用脏腑五行生克制化，阐述病机，洞中窥要；其处方用药，颇重扶正补肾，培运中土等法，俾沉寒痼疾，达到津液输布，枢机运转目的。并在其整个学术思想体系中，贯穿着养生保精，怡悦性情，药养兼济之精神。案语中尝曰："天地造化之机，无非静养"，"若肾欲静而心不宁，心欲清而火不息"，"恐草木功能，难以情性争胜"。书中不少病案，如遗精、怔忡、虚劳、失寐、癫狂等症，咸提出养心、寡欲、保精为首要。对有些病例劝导患者摒弃杂念，习静坐调息法，使"精升化气，气降归精"，如是则"肾升肺降，土中阳和，坎离交济，何恙不已"。故后世医者，称王氏为调理内妇科杂病高手。

其入门弟子蒋宝素，传其术，对其治痰病不主攻伐学说，于所著《问斋医案》中，亦多阐发。

曾有人说，王氏一生治病经验，反映清代乾嘉年间承平时期江南士民们发病、证型以及当时医者治疗用药之面貌。由于其疗效卓越，故其学术思想遍及大江南北（镇江地区），为医者所推崇，且影响所及，为后来孟河学派之滥觞。

本书收集王氏医案较为全面，有不少复诊病例，有助于对它系统性之研究，特别在不少难治病案里，用药剂型多样，有分时分种投药法；有改汤为膏进服法；有汤膏并进法；有熬膏后再为丸缓服法等等。总以随机应变，法度合辙，此皆切合实用，值得借鉴与发扬光大之处，可谓宝藏者也。因特乐为之校注，俾广为传播，而有益于当前振兴中医事业。

最后，对热心支持中医书刊出版的无锡西漳医院邹兰谷主治医师此次能将家藏珍本借出，特附此致谢。

常熟市中医院江一平写于虞山北麓七弦河畔。

目　　录

上　　卷

时　　邪

寒伤营分，发热头重，骨疼，咳嗽，腹胀便泄，邪伤中表，散寒导滞。

柴胡　葛根　薄荷　荆防风　前胡　苏梗　杏仁黄芩　淡竹茹　青陈皮　姜

中脘痛连少腹，气滞寒停，寒热时作，感冒温邪，左脉弦数，右脉迟细，宜疏散畅中。

柴胡　苏梗　薄荷　佩兰叶　荷叶　砂仁　半夏青皮　延胡索

表邪渐达，里邪渐清，仍然骨痛发热，腰背酸痛，皆缘平素肝肾两亏，刻当扶正祛邪为法。

当归　茯苓　青皮　车前　荷梗

温邪旬余不解，耳聋溺赤，中脘按之觉膨，便闭旬日，腑气不通，表邪未撤，解肌导滞。

柴胡　葛根　枳壳　黄芩　杏仁　枣仁　半夏　木香　雪羹

温邪三日，头重骨疼，舌苔厚腻尖红，脉来弦大，按之微数，少阴阳明合病，柴葛解肌加白虎汤。

柴胡　葛根　石膏　豆豉　苍术　竹茹　茯苓　姜皮　甘草　半夏

时感九朝，胸闷寒热，口渴腹痛，舌白脉伏，有内陷之虑。

桂枝　柴胡　葛根　黄芩　赤芍　当归　陈皮　甘草

时邪夹有湿热，恙防内陷，得汗方解，囊大如斗，湿热下注，小便通利为佳。

四苓加葛根、生地、苡仁、车前、半夏、通草、川柏、桑叶。

斑疹隐隐，发而未透，喉疼，手足麻，头身皆痛而喘，脉伏邪闭，肺胃皆病，防其呃喘之患。服方是理，仍依法治。

升麻　羌活　防风　葛根　甘草　大力子　桔梗　蝉衣　茅根　芦尖①　胡荽　陈皮

时邪八日，身发白痦，舌苔厚黄而润，口干不渴，脉息沉数，有化热之势。热在血分，所以不渴。拟方候诸高明酌之。

瓜蒌　生地　赤芍　山栀　枳壳　归身　丹皮　川贝　熟军　牛蒡　连翘　竹茹　观音柳

昨已更衣，通身有汗，热未退尽，舌强，舌心渐干，脉数少力。饮茶较多，邪势难解，仍防陷变。

---

① 一本作笋尖。

生地 竹茹 麦冬 枳壳 当归 甘草 柴胡 黄芩 胆星 贝母 瓜蒌

时疫四朝，壮热无汗，胸闷舌白，身痛腹泻，呕恶，神烦口渴，脉来浮数，妊娠两月，斑尚未透。

苏梗 薄荷 芦尖[①] 陈皮 升麻 柴胡 干葛 荆芥 桔梗 赤芍 黄芩 甘草 观音柳

春温九朝，头晕身疼，发热不退，口干鼻衄，邪干血络，最怕神昏谵语，内陷之变。

赤芍 丹皮 小生地 葛根 柴胡 当归 甘草 麦冬 茅根

妊娠足月，感冒时邪，身疼烦躁，壮热口渴，脉数舌绛，邪郁阳明，谨防热甚伤胎，气急谵语之变。

当归 葛根 川贝 知母 苏梗 甘草 黄芩 白术

风温不可发汗，而亦宜微汗，否则邪从何出。大抵风温之邪从上有，风从阳，温化热，上焦近肺，肺先受邪，肺为娇脏，两阳熏灼，津液受劫。古方有葳蕤汤，以玉竹之甘润滋柔之品，以保胃液。俗医辄投羌活柴葛，以发汗劫津，失其旨矣。当与辛凉轻剂，清解为先，拟栀豉合凉膈方法。

黑栀 豆豉 蒌皮 薄荷 连翘 黄芩 象贝 橘红 杏仁 桑叶 梨

① 一本作笋尖。

春温十一朝，头痛骨疼，胸中胀闷，恶寒发热，入夜谵语，表里合症，谨防内陷。

柴胡　葛根　豆豉　独活　秦艽　当归　赤芍　陈皮　枳壳　车前

秋邪壮热，大汗渴饮，背微恶寒，桂枝白虎汤。

桂枝　知母　石膏　生草　竹叶

肝肾阴亏，中虚湿痰不化，左肋痞硬年余，前日触不正之邪，寒热叠作，旋即自汗肢冷。前师投以参附，汗止阳回。讵知邪乘虚陷于阳明，与浊痰交并胃中，内热神识，明昧不清，溲赤，便闭，胸痞，舌苔灰黑，四肢指节蠕动。阴伤热炽，风木鸱张，虑其转入心胞，有神昏痉厥之变。议用苦降辛开，兼育阴以回护心胞，速退乃佳。当延高明酌裁。

黄连　干姜　半夏　黄芩　郁金　北沙参　麦冬　蒌仁　青皮　枳实　竹茹

复诊　昨用苦降合清营之法，内热稍缓，苔亦较化，脉亦较和，惟脘痞格拒，腑气不通，日晡热甚，阳明之滞未下，火邪劫烁阴津，虑阴津消亡，发为陷症。议甘寒泄热，佐和中润下治之。

北沙参　麦冬　郁金　青皮　蒌皮　半夏　鲜石斛　丹皮　川贝　茯苓　海蜇　荸荠

三诊　神识渐清，胸痞渐解，舌苔虽化，惟中脘觉燥，心烦时动，虑风火相煽，痉厥再至，则为患非浅。拟以甘寒润导，兼泄汗热。

生地　葳皮　青皮　川贝　柏子仁　茯苓　麻仁
鲜斛　天麦冬　海蜇　荸荠

四诊　恙势较退，滞气已出胃腑，是属佳兆。惟脉
来细数，脏阴、营液俱亏。若得腑气宣通，阴气来复，
方保无虞。

前方去海蜇、荸荠，加鲜梨、阿胶。

吴　神迷不能语，牙关紧闭，发热面红，口甜，痰
沫黏腻，小溲自遗，四肢不举，脉浮洪，舌苔滑腻。据
述在军前甫回，旋即寒热，复食生冷。窃思病情，始因
惊恐，复感秋邪，痰热蒙闭，先用至宝丹、石菖蒲、竹
油汁汤下，一时许，神即清爽，再用煎方。

葛根　连翘　川贝　葳皮　枳实　丹参　玉竹　半
夏　竹沥　菖蒲

病后复劳感邪，虚邪袭入，始发寒热，今则寒去而
热蒸蒸，蕴于脾肺两经，舌苔白厚，有汗而热不清，溺
赤似痛，脉数而濡，腠理空疏，是以多汗，阴虚夹痰，
蕴恋于络。议景岳服蛮煎加竹叶石膏汤主之。

生地　橘白　木通　半夏　知母　丹皮　麦冬　竹
叶　石膏　泽泻　茯苓　蔗皮　荸荠

斑出而神昏谵妄如故，温邪内陷，犹未解也。反以
为斑已发出，可以无虑，此语大谬。勉拟叶氏之法，轻
清凉血以透斑，芳香逐秽以开窍，必得汗出神清，庶可
勿药有喜。

犀角　元参　连翘　鲜石斛　牛黄清心丸　银花

金汁

　　邪入血分则不渴饮，舌苔变黑，神昏谵语。犀角地黄汤加味主之。

　　犀角　地黄　天竺黄　连翘　元参　赤芍　丹皮
竹叶　甘草

　　秋邪伏热，月余不解，汗淋之后，热退不清，口干舌燥，渴不欲饮，不思饮食。伏邪伤阴耗气，少阳阳明不和。所服之方，俱在理路，显然邪陷于阴，不能外达。拟黑逍遥散加减。

　　柴胡　青蒿　生地　当归　丹皮　甘草　泽泻　山药　茯苓　陈皮　谷芽

　　疫邪两候，阴分已虚，热糊不清，口渴多饮，舌黑底绛，谵语不宁，痰咯不爽，脉象弦滑。伏邪化热，热郁不达，伤阴损精，正虚邪实，暂拟养阴化痰，兼开太阴。

　　鲜地　羚羊　赤芍　丹皮　赤苓　知母　黄芩　元参　半夏　车前　地栗　陈米

　　时感十朝，日前寒热如疟，目今已止，惟胸胃不开，精神萎顿，五更作呕，溲黄内热，脉来弦滑，且不宁静，伏邪未化，少阳阳明皆不清楚，未可言愈，不生风波即吉。

　　柴胡　葛根　半夏　陈皮　川朴　甘草　炒荆芥
赤苓　神曲

　　时感六朝，胸中闷结，口吐白沫，有汗热仍不解。

邪滞阳明为患，谨防内陷。

　　柴胡　川朴　半夏　藿香　枳实　甘草　葛根　神曲　瓜蒌　生姜

风　火

　　脉来沉弦而数。沉者，郁也。肝郁不畅，气化为火，少阳不宁。右脉滑疾，湿热生痰，心肾两亏，厥阴之气鼓动火炎于上，上盛则下耗，养心肾以和厥阴。

　　生地　麦冬　丹皮　茯苓　柴胡　灯心　泽泻　黄肉　菊花　蒺藜

　　心肝之气郁结，化火刑金，阴不化气，喉痛生疴，颈项结核，两耳闭气，少阳厥阴用事，风火相煽，清心凉肝，兼解郁结。

　　生地　石决　当归　菊花　柴胡　木通　薄荷　麦冬　甘草　赤芍　茯苓

湿　热

　　经以风胜则动，热胜则纵，燥胜则干，湿胜则溏泄，左顾右盼，尚未自如，深秋入腊，湿热作祟，暂和阳明，兼化脾湿。

　　补中益气去姜，加葛根、木瓜、车前。

　　湿热生痰，近入初冬，两尺滑数不静，以三补三泻法。

生地黄汤加橘红、苡米。

少壮年华，湿热久郁，今夏大腿曾患湿痰溃脓之症，虽已愈合，而湿热伤阴，脉尚未静，以补其不足，泻其有余。

原方加车前、料豆、归身，用芝麻油熬膏为丸。

精不化气，气不生阴，脉不安静，阴中之阳不运。阳腑之气不调，舌有裂纹，气分有热，阴中有湿，所服之方，俱在理路，轻可去实，每朝服猪胆丸三钱。

洋参　料豆衣　通草　橘皮

湿热伤阴，气化无权，利湿伤阴，清热耗气，无形幻出有质。补则气聚，破则气满，轻可去实，涩以固脱。肝肾内亏，心肾不交，每朝服六味地黄丸，合十四味资生丸。一助坤顺，一法乾健。午后服猪胆丸三钱，化脾肾湿热。

料豆　茯苓　沙苑　连翘　苡米　车前　夜交藤
枳壳　冬瓜子　北沙参

脉沉而滑，湿热郁肺，肺气受伤，肾气不纳，湿热上冲，喘咳不止，清火化痰，防其气冲厥逆之患。

苏杏二陈合百合花、桔梗、炒芩。

黄　疸

黄为土色，脾为土脏。脾为湿热熏蒸，则中央正色发越于外。脾虚不能统血，肺与大肠相为表里，火盛灼金，迫血妄行，血去阴伤，宗气上浮，虚里穴动。疾因酒后湿热内生，血在便后，腹中膜胀，是血离营位，脾失统摄之司。黄如草木将凋，非黄之正色，乃中土久亏，无以奉秋收之令，脉来滑数无神，当从蓄血发黄论治。

熟地　云苓　泽泻　冬术　川断　地榆　归身　荆芥炭　黄芩　车前子　乌梅肉　蜜丸。

肿　胀

肾为水之下源，肺为水之上源，膀胱为水之导引，脾土为水之堤防。胎前水肿，气化无权，治水之法，禹功疏凿虽善，然非羸弱所宜。虚则崇土，一定成法。如甘遂、大戟、芫花、商陆等，行水虽速，堤防不固，正气不支，终属不济。现在腹大如箕，腰围倍昔，脉渺如丝，喘鸣肩息，生气残矣。

人参　冬术　茯苓　炙草　广皮　猪苓　泽泻　油桂

肿为水溢，胀为气凝。肾主藏水，肺行诸气，肺肾双亏，气不运行，溢于皮肤则肿，留于脏腑则胀。夫水非气不行，非土莫制。症本脾元先亏，不能制水，肺失所主，不能行水，气水相搏，不归正化。然脾虚必由肾火不足，是以古法补脾必先补火，以火能生土，补肾宜

兼补脾，以脾为生化之源。治水必先治气，以气化水亦
化，治气宜兼治水，以水行气亦行。此脾肾气水之不可
分，而治当兼顾，必复其所主，先其所因，此肿胀之所
以不易治也。公议严氏实脾饮主之。

　　制附子　川朴　冬术　炮姜　煨木香　草豆蔻　大
腹皮　木瓜　云苓　炙草　每晚服金匮肾气丸。

　　肾统诸经之水，肺司百脉之气，脾为中土之脏。脾
虚不能制水，肾虚不能纳水，肺虚不能行水，泛滥皮肤
则肿，流注脏腑则胀，脉来沉数无神，症势危如朝露，
勉拟金匮肾气丸法，宗《经》旨"塞因塞用"之例。

　　金匮肾气丸作煎。

　　湿热为病，非是一端，肿胀不越肺、脾、肾三经，
其治不一。脾司清阳，胃行浊气。东垣论"塞因塞
用"，纳气归窟，最为详细。仲景欲升阳气，必降浊
气，欲降浊阴，必升清阳。高年之恙，实难着手，偏寒
偏热，皆有太过之弊。

　　补中益气加黄芪皮、甘草皮、干蟾皮。

　　脏寒生满病，脾虚生气胀，湿热不行，肿满见矣。
左胁胀甚，脾肾俱亏，清浊混淆，升清降浊，补阴益
气，开太阳以走湿邪诸法，服之皆不应验。鄙见浅陋，
当访诸高明。晚服肾气丸三钱，早服资生丸三钱，一助
坤顺，一助乾健。①

————

　　①　此案冯氏抄本与前案连为一条，并缺下之三案，令补正之。

五苓散加干蟾皮、羌活。

复诊　开太阳以走湿邪，调气血。已服二剂，尚属平平，右边气逆，肿胀隐痛，脐上下肿胀，动劳则喘，左右能卧，俯仰不能，阴阳皆病，气血不化也。小溲已行，气血未畅，气属无定，左右上下不一，升降无常，气血不足，虽曰虚象，不能再补，汤药难投，肿胀中满，尚有开通阳气之法。

茯苓　赤豆　猪苓　苏子　椒目　通草　蜜楂　生熟莱卜子

三诊　细思肿胀无非水、湿、气病，肝、脾、肾三经次之。治肿治胀，不外着眼气、血、水、湿。金匮肾气、济生肾气，气血湿热，无不统治，毫无一效，危危待毙，《内经》鸡矢醴，尚未用过，又思一法，尽人事而已。

五灵脂　生蒲黄　榧子　白果　芜荑　雷丸　使君子　坚槟榔　宣木瓜　冬术　川椒　锡灰　鹤虱　莱卜子　白薇

四诊　男怕着靴，女怕戴帽，着靴者腿先肿也，戴帽者头面先肿也。药医病不能医命，命由天定，非人力所能挽也。久已言明，拟方尽人事。

麻黄　赤小豆　椒目　茯苓　大腹皮　防己　车前草　猪苓　泽泻　冬瓜仁

金匮肾气不效，肾为水之本，膀胱为水之标，肺为水之上源，水湿侵脾，脾虚困耗，又值肝木司春，侮其所不胜，殊属堪虑。以胃苓加减。

　　冬术　川朴　猪苓　陈皮　泽泻　车前　苡仁　麦冬

　　左边能卧，觉气升胀疼较舒，肿胀未消，肿自下起，上至缺盆，难疗之疾，尽人事以待天时，不能早更暮改，肿胀系脾肺肾病，不能一例调治，见貌辨色，随机变化而已，开太阳以走湿邪，通霜气而消阴翳。

　　郁李仁　火麻仁　茯苓　生熟莱卜子　千里驹

　　气满中虚，腹大如鼓，内外皆胀，古方甚多，得效者少，金匮肾气、济生肾气、败鼓之皮、琥珀安神、木香化气、牛溲马勃、分清等饮，皆不能用。液化为气，气化为火，惟有调五脏、安六腑。除此之外，更无良方。每服小温中丸五钱。

　　西瓜皮三钱　冬瓜皮三钱　砂仁一钱　赤小豆三钱　茯苓三钱　冬葵子三钱　香橼皮钱半　琥珀五分

　　又用千里马右腿一只，火麻仁，郁李仁煎服。

　　诸湿肿满，皆属于脾。脾土亏残，湿邪深入，肾气因伤，脾肾交亏，精华日败，湿势益彰。譬如土为水侵，物何以立，势已危笃，拟方挽之。

　　东洋参　熟地　云苓　泽泻　怀膝　炮姜　制附子　车前

　　脾胃为中土之脏，仓廪之官。容受水谷，则有坤顺之德，化生气血，则有乾健之功。素饮涧水沉寒，水流湿而就下，肾气先伤，传之于脾，渍之于肺。肾虚则真阳不足以煦和，真阴不以濡润，脾伤健运失常，肺伤无以行水，致令精华腐败于中，乃至气虚中满。前服脾肾双培，崇土生金等剂，病似退而复进。近则秋感缠绵，脾、肺、肾三经益病。是以中满益甚，辗转沉疴，岁月弥深，殊难奏效，使非屏除尘绊，恬淡虚无，终无济也。

附桂八味汤去泽泻，加沉香、冬白术、甘草、陈皮、肉果、炮姜、牛膝。

始因疟邪留肝，致成痞块，延今多载，加之气郁伤中，肝脾两伤，胸腹痞胀，两腿浮肿，二便不畅，饮食日减，精神日羸，脉见两弦，木来乘土，清浊混淆，势成中满，不可轻视。每服小温中丸钱半，拟东垣先生升清降浊法，不致中满则吉。

党参　冬术　甘草　苡仁　陈皮　当归　木香　木瓜　柴胡　升麻　川朴

木乘土位，健运失常，清阳无展舒，阴霾上翳，以故食入反吐，肿胀频仍，脉来弦数无神，久延有三阳结病之虑。治病必求其本，《金匮要略》曰：见肝脉之病，当先实脾。爰以归脾、六君加减，资坤顺之德，助乾健之功，仍宜抑郁以舒神志，否则徒恃药饵之能，一曝十寒无益。

洋参　焦白术　云苓　炙草　姜夏　陈皮　归身　生木香　柴胡根　升麻　泽兰　水叠丸。

疟后风邪为弊，湿热归囊，肚脐突，青筋暴露，形如抱瓮，小便点滴。《经》云：诸腹肿大，皆属于热。已成臌胀，难以挽回。服滋肾丸三钱。

大橘皮汤加柴胡、木通、条芩。

脾为生痰之源，肺为贮痰之器。年逾七一，阴阳就衰，肺脾肾三经皆病，肿自下起，蔓延于上，腰大如围，下体重着，二便不利，湿不运行，少食则胀，清浊混淆，气化无权，势入老境。金匮肾气固是正理，脉见滑数，脾虚生湿，渍之于肺，有喘满之虑，暂以苏杏轻通，化湿化热，再进肾气可也。

蜜苏梗　杏仁　槟榔　於术　茯苓　猪苓　益元散
香橼皮

服数帖后去杏仁加人参、橘红、冬瓜子。

痰　饮

子后清水泛滥，浊饮冲逆欲呕，饮邪为患也。痰饮阻塞则不寐不便。洁古治法，通阳始能逐饮。

苓桂术甘合大半夏汤。

暮夜浊饮冲逆，交子后清水泛滥，议真武法，以逐饮邪。

熟附子　白术　炙草　茯苓　白芍　姜汁

痰饮之作，必由元气亏乏，及阴盛阳衰两起，以致津液凝结，不能输布，留于胸中，水之清者悉变为浊。水积阴，即为饮，饮凝阳，则为痰。若果真元充足，胃强脾健，则饮食不失其度，运行不停其机，何痰之有。《金匮》曰：外饮治脾，内饮治肾。临症权变。痰饮忡悸欠寐，呕吐胶痰色红，投温胆法，虽能安寐，而胶痰不尽，或欠寐心烦，后加黑山栀，服一剂，烦定寐安，去山栀。惟气逆作吐，改用旋覆代赭汤。服两剂，气逆遂减，而痰仍未尽，仍用二陈加白芥子、海浮石。三剂胶痰已清，饮食不多，改用理脾法。

二陈汤加山药、北沙参、归身、蔻衣。

一剂觉烦扰不安，食入于胃，带饮呕吐，吐尽方安，改用大半夏汤早服，烦少定，呕仍未止，原方加当归、茯苓。又一剂，仍复烦躁气逆不纳，或寒或热、脉躁指黑，鼻生烟煤，改用四君子加附子粳米汤。一剂，呕未尽止，稍能纳谷，脉静肢和，黑气已退，似觉胸膺痹窒。此虚气上逆，浊饮上升，原方加芍药、桂枝以敛虚气，以开脾郁。

胃之大络，名曰虚里。宗气跳跃，虚嗽有年，肺肾交伤，气足似喘，常吐清痰。气虚夹饮，发则喉疼。肝阳扰动心火，水亏不能制阳。五脏诸饮，大旨温肾调脾，熟腐五谷，淡渗以运三焦，薛立斋有人参二陈为主药。仲圣内饮治肾，外饮治脾。六君子、《金匮》、《外台》三方，初效后不效，皆是中虚气不宣化，痰郁生饮，二天不振，补后天以培先天，观其进退。

六君子汤加苏梗、沙苑、胡桃肉。

脾为生痰之源，肺为贮痰之器。痰之标在脾，痰之本在肾。年逾六旬，肾水不升，肺阴不降。七情伤其内，六淫感其外。咳痰如胶，五更多汗，口如麻布，食不甘味，肺胃亦伤，恐成劳象。先为苏杏六君，补土生金，再培胃元。

苏杏六君加南沙参。

外强中干，气火并于上。病因前年受寒咳嗽，曾服麻黄数剂，未经得汗。又服杷叶、款冬，似觉稍轻。素来善茶，故成茶饮，发则咳嗽痰多，呕吐清水，背脊发寒，手足发烧，服金匮肾气，口鼻出血无休时。服半夏饮，两耳鸣不寐。继又考试，操劳郁闷，且相火素旺，木火易兴，大便燥结，右手伸而难屈。相火内寄于肝，听命于心。心为一身之主宰，肾为十二脉之根本。操劳不寐，心肾不交，阴不敛阳，不能和气，气有升无降，所以耳闭不聪也。肺为相傅之官，秉清肃之令。六叶两耳，二十四节，按二十四气。风寒内伏，清肃不行，上输之津不能敷于五脏，而痰饮生焉。且茶饮苦寒，最能伤胃。脾虚生湿，水积不行。辗转相因，遂成痼癖。化热伤阴，苦寒败胃，外强中干，恐伤生发之气。拟归脾、二地、二术，以养心脾，兼和肝调中，化痰治饮。

党参　茯苓　枣仁　木香　杏仁　半夏　橘红　於术　当归　麦冬　远志　豆豉　神曲　羚羊　竹茹　枳实　生地　熟地　枇杷叶　茅术玄参拌蒸五次

脉弦兼滑，偶感暴寒，咳嗽。手足发烧，服神曲汤已解。咳嗽未已，痰饮举发，水停心下为饮。风寒伤于外，七情伤于内，茶饮伤气耗阴，思虑伤其肝脾，惊恐伤其心肾，治饮兼解七情。现在感冒未清，治宜先标后本。

苏梗　杏仁　车前　茯苓　半夏　豆豉　生姜

左脉弦涩，右来濡滑，按不应指。寒能生湿，湿能生饮。内饮治肾，外饮治脾。腹为太阴，太阴者脾也。脐属少阴，少阴者肾也。少腹属厥阴，厥阴者肝也。肾病带动肝胃，胸乡气满胀痛，扬扬有声。上焦如雾，中焦如沤，下焦如渎。清浊混淆，脏病带动六腑。所服之方，井井有条，无庸他歧，仍请一手调治。

安桂　茯苓　於术　甘草

哮　喘

肺为娇脏，内配胸中，为五脏之华盖。清虚之所，不耐邪侵，外司皮毛，下荫于肾。哮喘十载，脉来滑疾，两尺不静，郁湿、郁热、郁痰、伏风为患，极难脱体。

苏子　杏仁　橘红　茯苓　豆豉　儿参　白前　白果　半夏曲

前因咳甚，哮症复萌，痰多气阻，额上有汗。肾司五脏之精，肺司百脉之气。肺气不降，肾气不纳，中气不能树定中枢，肺虚不能主扬诸气。调中养肾，纳气归窟，子母相生。

蜜炙麻黄　蜜炙苏梗　党参　茯苓　半夏　海参连
土瓦上炙枯　姜　枣

痰喘不时举发，邪恋肺俞，胸结窠囊，每遇劳碌，
触邪即咳，温肺化痰。

三子养亲汤合温肺饮去桂枝，加半夏、橘红、前
胡、生姜、金沸草。

肾不纳，则诸气浮。脾不健，则诸湿聚。湿聚痰
生，气浮肺举。素本操劳易饥，精神疲倦，哮喘即发。
发则巅疼不寐，阴虚可知。喉间水鸡声，胸左高起一
块，有时作痛，至今未平，乃老痰凝结于肺络，即湿痰
流注之属。总由正气不能营运，结喉旁生结核，齿龂数
日一发，阴亏不能制火，血少无以荣筋。金匮肾气引火
归元，纳气归窟，是其大法。桂无佳者，反助其热。病
真药假，为之奈何？勉拟一方，多酌高明。

熟地　茯苓　杏仁　山药　半夏　陈皮　枇杷叶
白芥子　於术　五味　炙草

髫年咳嗽，冬秋举发，延今廿余载。胸次痞闷，寒
束肺俞之外，火郁肺络之中，寒包热蕴则金伤，痰凝饮
聚为患。

杏仁　茯苓　冬术　姜夏　前胡　广皮　白芥子
甘草

髫年宿哮，秋冬举发。发则不能安卧，豁痰乃平，
于兹廿余载。现在举发，气促痰鸣不得卧，痰未豁，食
不甘，脉弦兼滑。肺有伏风，为外风所引，液败为痰，

痰成窠臼，虑难脱体，先小青龙加减。

麻黄　桂枝　细辛　半夏　五味　干姜　赤芍　炙
草　杏仁　豆豉

髫年哮喘，起自风寒，风入于肺，液变为痰，风痰
蟠踞清空，每遇秋冬即发，喘兼咳嗽，痰带涎沫红丝，
竟夕无寐，齁齃声闻四近，形丰脉软，外强中干，补则
风痰愈结，散则正气不支，邪正既不两立，攻补又属两
难，少壮若此，年衰何堪，暂以崇土生金，是否观其进
退。

孩儿参　冬术　茯苓　炙草　半夏　橘红　苏梗
杏仁　桔梗　胡桃

哮喘起自髫年，延今廿余载，六味、六君、三子、
八仙、小青龙等，遍尝无效者，伏风痰饮回搏，肺胃曲
折之处为窠为臼也。必待真火以煦和，真水以濡润，中
气为之斡旋，以渐消磨，方克有济。以金匮肾气、严氏
归脾，更益宣风豁痰之品，候酌贵邑高明。

金匮肾气加归身、黄芪、远志、木香、枣仁、车
前、牛膝、洋参、冬术、炙草、海浮石、防风、醉鱼草
花。

服十余剂，更以十剂或廿剂为末，以桂圆肉煎水泛
丸。

脉滑而数，肺蕴风痰郁热，清肃不行，哮喘痰鸣，
舌燥唇干溲混，巅疼食减，宜先清燥救肺。所服之方，
井井有条，仍请原手调治，何必远涉就诊。第肺为娇

脏，恶寒恶热，苦寒虽效，未宜常服，恐戕生发之气。

羚羊角　炙草　儿参　半夏　苏梗　橘红　苦杏仁
地骨皮　桔梗　芦根

清上源之水，导州都之热，服后溲色已清，诸恙悉
退，形神复振，眠食俱安。哮喘既平，自宜补正，现交
秋令，燥气加临。虽曰肺旺于秋，自得其位而起，然有
无制之弊，仍加清上之品。

生地　丹皮　茯苓　山药　泽泻　麦冬　羚羊角
杏仁　骨皮　砂仁　陈皮　沉香　芦根煎水泛丸。

阴阳两伤，脾肾双亏，以致风伏肺经，哮喘屡发，
不扶其土，无以生金，不固其下，无以清上，治宜固肾
扶土，清上实下辅之。爰以六味六君加减，守常调治，
或可图功。质之高明，未知当否！

六味六君去萸肉，参用洋参，水泛丸。

素来善饮善怒，土为木侮，脾为湿侵，渍之于肺，
动劳则哮喘，不能安卧，痰豁乃平，不时举发，不宜烦
劳动怒，怒则气上，所谓气升则痰升也。

熟地　当归　半夏　橘红　苏梗　葶苈　炙草　南枣

肺司百脉之气，为至娇之脏，不耐邪侵。邪侵毫毛
必咳，庚辰寒客肺俞，宜服小青龙化邪外达。因循怠
治，致令邪郁肺络，变生哮喘，发则不能安卧，延今四
载，终身之累也。

蜜炙麻黄　熟地　半夏　桂枝　白芥子　五味子
炮姜　杏仁

脉来沉滑而疾，童年哮喘，风伏肺络，延今廿余载，正气肾气俱亏，不能化邪外达。前进补土生金法，久病宜和养肺胃。至于三子养亲、苏子降气、小青龙等，取效一时，非常服之品。太阴湿土司令，湿侵渍肺，又当一论。现在大气发泄，用药尤难，多酌高明。

儿参　冬术　茯苓　炙草　半夏　陈皮　苏梗　牡蛎　胡桃肉　冬虫夏草

哮喘遇冷则发。东垣参苏温肺汤。

党参　苏梗　白术　半夏　陈皮　茯苓　桂枝　桑皮　杏仁　炙草　姜汁

实喘治肺，虚喘治肾。肺主出气，肾主纳气。衰年下元虚乏，动则气喘，宜用填补。所谓上实下虚，上病则下治也。

炙熟地　萸肉　茯苓　山药　龟版　五味　磁石　车前

便溏浮肿，喘咳不得卧，脾肺虚也。脾为气母，肺为气籥，土旺自能生金，补脾可以宁肺。

西潞党　霞天曲　冬术　茯苓　半夏　大腹皮　炙甘草　橘皮　苡米　建莲

产后下虚最多，痰饮易于上泛，喘咳食减，有浮肿胀满不得卧之虞，不可小视。

茯苓　白芍　干姜　五味

脉沉喘咳浮肿，鼻窍黑，唇舌赤，渴饮，少腹胀急，大便解而不爽，此秋风化燥，上伤肺气，气壅不降，水谷汤饮之湿，痹阻经隧，化为痰涎，最多坐不得卧之虑。法宜开太阳之里，用仲景越婢、小青龙合方。若畏产后久虚，补以温燥，客气散漫，三焦闭塞则危矣。

桂枝　杏仁　生白芍　干姜　五味　云苓　炙草熟石膏

肾纳五内之精，肺司百脉之气。症本肾水下亏，子窃母气，致令肺虚于下。《经》以邪之所凑，其气必虚。肺合毛皮，风邪易袭，皮毛先受风邪，邪气以从其合。肺中津液，不归正化，凝结为痰。屡有伤风咳嗽气促之患，喉间作痒，金水枯燥，可以知而无疑。发时宜宣风豁痰，暂治肺咳之标，平复后宜温养真阴，常服补肾精之本。

熟地　归身　茯苓　炙草　杏仁　半夏　橘皮　苏梗　常服肾气丸。

又补养方

熟地　山药　萸肉　归身　菟丝　枸杞　冬术　龟版牡蛎炒　鹿角牡蛎炒

肾虚精不化气，肺损气不归精，气息短促，不能相续，提之若不能升，咽之若不能下，呼吸之间，浑如欲断，下损于上，元海无根，子午不交，孤阳上越，虑难奏功，多酌明哲。

熟地　归身　炙草　人参　肉桂

脾肺气虚，上焦微热，作咳作喘。

洋参　麦冬　五味

诸逆冲上，皆属于火，自觉气从少腹上冲则喘，乃水虚不能制火。火性炎上，肺失清降，法当壮水之主，以镇阳光。

六味地黄汤加黄柏、炙龟版。

肺为气之主，肾乃气之根。肾虚则气不归根，肺损则气无所附。致使孤阳浮泛，无所依从，喘鸣肩息，动劳益甚，脉来细数兼弦，诚为剥极之候。

附桂八味加沉香。

火燥金伤，上焦热甚，烦渴多饮，肺虚则喘。

生石膏　肥知母　甘草　生地　怀膝　麦冬　沙参

食少饮多，水停心下，喘呼形肿不得卧，卧则喘甚。此肾邪乘肺，肺气不布，滞涩不行，子病及母。《经》云：不得卧，卧则喘者，是水气之客也。夫水者循津液而流也。肾者水脏，主津液，主卧与喘也。拟《直指》神秘汤加减。

陈皮　半夏　茯苓　炙甘草　洋参　苏梗　桔梗桑皮　煨姜

诸气膹郁，皆属于肺。肺合皮毛，为气之主。风寒外束，肺卫不舒，气壅作喘。《经》以虚邪阳受之，阳受之则入六腑，入六腑则身热不得卧，上为喘呼是也。当以清剂扬之。

麻黄　桂枝　干姜　细辛　五味　赤芍　半夏　杏仁　茯苓　炙草

痰火内郁，脏腑受伤，喘促，脉洪而滑，法当清肃上焦。

麻黄　黄芩　半夏　杏仁　桔梗　生姜　枳壳　炙草

外受风寒郁遏，内因胃火上升，寒热相搏，肺脏失其清肃，气机壅滞作喘，治宜凉散。

蜜炙麻黄　生石膏　桂枝　杏仁　甘草　姜

血随气行，气赖血辅，产后亡血过多，气无依附则喘，谨防汗脱。

附桂八味加洋参。

水不配火，肾不纳气，气不归原。气有余便是火。右肾热气上漫，常多走泄，精神不振。肾属水，虚则热，补阴不易，补阳尤难。脉象六阴按之虚数不静，两尺尤甚，心肾两亏。今拟斑龙、归脾、起元、两仪合为偶方，培补命肾之阴阳，冀其水火既济，自然纳气归窟。

人参　黄芪　远志　枣仁　冬术　麦冬　归身　熟地　木香　茯苓　杞子　菟丝　鹿茸　鹿角胶　龟版胶　柏子霜　橘皮　蜜丸。

咳　嗽

肺主咳属金，金空则鸣，金实则哑，金破则嘶。素本操劳过度，肺虚招风，气机不展，音声不扬，已延一载，上损于下，防成肺痿。

太子参　杏仁　牛蒡　苏梗　桔梗　半夏　广陈皮
云苓　炙草

复诊　服药四剂，音声渐扬，痰咳渐减，肺之治节
已行。现在溽暑流行，宜加养阴益气之品，以行清肃之
令。

太子参　五味子　麦冬　生地　银花　甘草　半夏
苏梗　桔梗　山药　扁豆

肝阴素弱，肺有伏风，肺为娇脏，不耐邪侵。肺不
和则鼻不闻香臭，冒风则咳，咳甚难卧，喉中水鸡声。
肺虚治节不行，肝虚气不条达，先以清疏为主。

苏梗　杏仁　葶苈　姜夏　陈皮　赤苓　炙草　蜂
蜜　姜汁　北枣

实火宜泻，虚火宜补。风火宜清宜散，郁火宜开宜
发。格阳之火，宜衰之以属，所谓同气相求也。水亏于
下，火越于上，厥阴绕咽，少阴循喉，久咳音哑喉痛，
口干不欲饮冷，脉洪豁，按之不鼓，格阳形证已著。清
火清热取一时之快，药入则减，药过依然，所谓扬汤止
沸，终归不济，导龙入海，引火归原，前哲良谋无效
者，鄙识浅陋也。小徒暂清肺热之法，尚属平稳可服，
再拟金匮肾气，竭其所思，未知当否？多酌明哲。

金匮肾气丸

久咳音哑，每咳痰涎盈碗，食减神羸，苔白厚，脉
双弦，中虚积饮，土败金伤，水湿浸淫，渍之于肺，传

之于脾，注之于肾，三焦不治，殊属非宜。

真武汤

复诊　连服真武虽效，亦非常法。第三焦不治，肺肾俱伤，当宗《经》旨，治病必求其本，从乎中治，崇土既能抑木，亦可生金，脾为生化之源，补脾即能补肾。爰以归脾六君加减，徐徐调治。

六君子汤加远志、木香、枣仁。

脉来细数兼弦，症本脏阴营液俱亏。木击金鸣，下损于上，精血膏脂不归正化，悉变为痰，咳嗽痰多，喉痛音哑，乍寒乍热，自汗盗汗，气促似喘，腹鸣便泄，二气不相接续，藩篱不固，转瞬春动阳升，有痰涌喘汗暴脱之虑。姑以从阴引阳，从阳引阴，质之明哲。

熟地黄汤加鹿角霜、五味、胡桃肉。

咳嗽已历多年，去春失血之后，痰嗽延今益甚，干呕噎气不除，颜色憔悴，形容枯槁，左胁作痛，不能左卧，左卧咳甚。左右者，阴阳之路。肝气左升，肺气右降。阴亏木火击金，清肃不行，二气偏乘，难于奏捷。

六君子汤加川贝、桔梗、茅根。

症缘秋燥伤肺，痰嗽不舒，继又失血。入春以来，痰嗽益甚，气促似喘，内热便泻，形神日赢，饮食日少。肾损于下，肺损于上，上损从阳，下损从阴，上下交损，从乎中治。脉来细数无神，虚损之势已著。谨防喉痛音哑，吐食大汗。

东洋参　冬虫夏草　生地　白术　山药　陈皮　甘

草

肺为水母，肾为水源。补土则金生，金生则音展，壮水则火静，火静则咳平。壮水济火，崇土生金，颇合机宜。原方加减为丸，缓缓图治。

生地黄汤加洋参、白术、陈皮、半夏、甘草、阿胶，共为末，以百合煎水泛丸。

鸡鸣咳嗽，痰多食少，病历多年，五日前吐血，动作气促。肺肾两亏，三焦俱伤，脉数形羸，虚劳已著。

生地　阿胶　茯苓　茋肉　姜夏　归身　麦冬　鲜藕　炙草

清金保肾，乙癸同源，已服六剂，结喉肿痛全消，弦数之脉已缓，每朝咳嗽痰多，声音不振，午后心烦，总属阴亏水不济火，原方加减。

北沙参　麦冬　大贝　杏仁　茯苓　苡米　牛蒡子　桔梗　甘草

暑湿司令，厥少阴液益伤。厥阴绕咽，少阴循喉，以致结喉肿痛复萌，逆气上冲则咳，午后口渴心烦，阴亏不能制火也。昨议清养肺胃，以御暑湿，但能清上。今拟实下为主，清上辅之。

熟地黄汤加儿参、麦冬、桔梗、炙草、芦根。

清上则肺不畏火之炎，实下则肾有生水之渐。肾水承制五火，肺金运行诸气，金水相生，喉之肿痛全消，胸中逆气已平，饮食亦进，夜来安寐。惟平明痰嗽犹存，脉仍微数，肺胃伤而未复，仍顾其本。

前方去甘草。

肺胃伤而未复，又缘心动神驰。阴精下泄，虚火上升。子水窃气于金，不能承制五火。神伤必移枯于肺，无以运行诸气，致令诸症复萌，仍以前日获效之方，更益填精之品为丸，缓图为是。

熟地黄汤加洋参、麦冬、龟版、鹿胶、蜜水叠丸。

肾主纳气，肺主出气。咳为肺病，喘为肾病。恙缘先天亏弱，后天生气不振，母令子虚，金水两伤。肝脏之虚阳上僭，是以咳呛咽痛，动劳则喘。拟金水六君加味。

炙生地　洋参　麦冬　陈皮　半夏　沙苑　茯苓紫菀

肺主气，为水之上源，膀胱为津液之腑，气化乃能出焉。久咳肺虚，清肃之令不降。日中溲短，卧则清长。夫人卧则气归于肾，肾司二便故也。议培土生金，兼滋肾水，俾天气得以下降，两阴浊自化矣。

沙参　料豆　沙苑　杏仁　橘红　夜合花　枇杷叶女贞　山药　百合　茯苓　车前　莲子

脉滑而数，风伤肺。痰郁肺胃，夏令脉洪数。前月初诊，脉沉滑而数。沉者，阴也，郁也。滑者，阳也，痰也。数者，火也。邪伏化热生痰，所以用苏、杏、甘、桔开提，蒌、夏理肺胃，不治咳嗽而咳嗽自解，不治痰而痰自出。用梨汁、莱卜汁以调肺胃，展其气化，清肃渐行，咳少缓矣。

　　蜜苏梗　杏仁　桔梗　甘草　前胡　牛蒡　梨汁

　　言乃心之声，赖肺金以宣扬。肺如悬钟，配胸中为五脏之华盖，空则鸣，实则咳，破则哑。肺为仰脏，出而不纳，二十四节，按二十四气。最娇之脏，不耐邪侵。邪侵毫毛必咳。肺主气，为水之上源，受邪入络，必顺归于肾，为痿、为咳、为哑。凡如此者，人皆不知，总曰痨症。六淫之邪不去，皆可成痨。病延载余，音声不出，金已破矣。病者不知，医须揣其本情，以木火通明。《经》以营出中焦，资生于胃，下益肾水，来济五火。火不灼金，金不泄气，燥不耗水为妙。今日喉痛已止，咳减痰少，声音稍开，仍原方加减候酌。

　　孩儿参　甘草　山药　马兜铃　桔梗　杏仁　茯苓
大力子元米炒　苏梗　花粉　南沙参　猪肤　鸡子清
瓜子壳　霉干菜

　　病原前方叠次申明，不复多赘。金水难调之候，全在静养工夫。天命为主，非人力所为，叨属亲谊，敢不尽言。病由外感内伤，必由中而外达。郁久不达，非升麻不可。病将一载，声音不出，水源不生，邪不去也。权用补中益气加减，候酌。

　　补中益气汤去芪，加山药、陈干菜，服三剂，加儿参，又服三剂，加参须。

　　脉细如丝，按之如无，中伤肺损。不能言语，语则喘咳不宁，足肿身热。谨防大汗阴阳脱离之变。

　　党参　南沙参　山药　茯苓　款冬　百合　杏仁

新会皮　胡桃肉　苏梗

　　脉来沉滑而疾，湿痰蕴结肺胃之间。痰嗽气促，胸次不爽，面色戴阳，肾亏子盗母气。暂以《外台》茯苓饮加减。

　　党参　杏仁　姜夏　苏梗　冬术　枳实　茯苓　橘皮　炙草　姜

　　进《外台》茯苓饮，喘促已平，痰嗽较减，气机已展，湿痰已运。第恙久肾亏，子盗母气，拟清上实下，培土生金。

　　熟地　归身　姜夏　枳实　广皮　党参　冬术　茯苓

　　素有疝气，不受温补。肺为娇脏，不耐邪侵，去秋疟后中伤，湿痰上僭，余风未清，乘虚犯肺，痰嗽不舒，日以益甚。冬来齿痛，虚火上升，肺金益损。入春以来，胸胁隐痛，面色戴阳，显系肾虚，子盗母气，非其所宜。

　　生地　白芍　麦冬　苡米　苏梗　杏仁　桃仁①

　　脉来沉涩，推之则移，痰郁阴亏。肺气不展，久嗽不已，三焦俱伤，慎勿轻视。舒肺胃以展气机，现在火令司权，慎防音哑。

　　沙参　杏仁　茯苓　麦冬　地骨　桑皮　炙草　冬花　桔梗

────────────

　　① 别本有桑皮。

脉来滑数，肺有郁痰。喘咳不安，口干神倦食减，恙久体虚不受补，极难奏效。

杏仁　赤芍　姜夏　葶苈　酒芩　广皮　桔梗　炙草

病原已具前方。服药以来，喘虽减，饮食未增，便泄未止，土败金残已著，殊难奏捷。

党参　冬术　茯苓　甘草　姜夏　广皮　百合　款冬

咳嗽痰多，脉象濡弱，气虚痰郁，脾受湿侵，渍之于肺。

茯苓　姜夏　橘红　炙草　白术　杏仁　桔梗　款冬

营卫不和，往来寒热。热后咳呛无痰，四肢甲错无汗，形神疲倦，食少无味，土弱金伤，肺胃俱困，虚势渐著。勉拟东垣法。

孩儿参　冬术　茯苓　广皮　炙草　杏仁　苏梗　白归身　柴胡　升麻

复诊　服三剂，诸恙悉退，惟咳呛尚未全止。照方去儿参加阿胶、麦冬。未久咳呛复萌，左胁作痛，暑伤气，清肃之令不行也。

孩儿参　杏仁　桑皮　桔梗　芦根　阿胶　麦冬白芍　炙草

进清燥救肺，咳呛未平，胁下忽痛忽止，肺气不展，清肃不降，舒肺胃以展气机。

象贝　杏仁　紫菀　桔梗　炙草　白蜜　芦根　牛蒡　苏梗

服药四剂，痰嗽已平，胁痛亦止。症本土不生金，金令不肃，木无所畏，扣金为咳。胁痛者，木横之征也。崇土生金，亦可抑木，前方加减，为丸缓治。

六君子汤加归身、怀药、升麻、柴胡，蜜水泛丸。

久咳痰多，喉肿且痛而痒，耳鸣头眩，寤而不寐，饮食少进，脉来弦数，阴亏已极，水不上升，心火刑金，清肃不降，虑难奏捷。

生地　麦冬　象贝　玄参　桔梗　牛蒡　桑皮　乌梅　猪肤　榧子肉

服药三剂，痰嗽、耳鸣、头眩俱减，夜寐稍安，喉间痛痒亦缓，惟食少神倦依然。病本火灼金伤，益水之亏，制火之炎。

生地黄汤加牛蒡、阿胶、麦冬、猪肤、乌梅肉。

服地黄汤加味六剂，诸恙亦安，头目尚觉不清，夜来寐则易醒，喉间痛止痒存，微咳，饮食尚少，脉沉弦数。

原方加川贝。

痰嗽已止，诸恙亦平，惟头眩未愈，夜寐易醒。病延三载之久，三阴亏损已极，岂能一旦豁然，阴难骤补，以叠效煎方加味为丸。

熟地黄丸加贝母、北沙参、五味子、麦冬，共为末，炼蜜丸。

久嗽不已，虚里穴动，动则应衣。宗气无根，孤浮于上，乃金残水涸之危症也。

六味地黄萸肉减半，加川贝、麦冬、五味。

脾虚湿郁，大便濡泄，痰嗽食减，行动气促，脾伤传肺。

六君加泽泻、木香、生姜、南枣。

脉沉而小，按之颇不流利。外寒内热，久嗽不已，喉间淫淫作痒即咳，夜来少寐，胸满食减。

二陈汤加东洋参、冬术、阿胶、生地、归身、苏梗、百部。

肺合皮毛，主咳。《经》言皮毛受邪，邪气以从其合也。其饮食入胃，从脾脉上至于肺，则肺寒。肺寒则内外合，邪因而客之，则为肺咳。乘春则肝先受之。盖肺咳不已，传于他脏，际此发陈之令，则必先传于肝，当以和解法中佐以肃降之品。

二陈加前胡、杏仁、蒌皮、泽泻、蛤粉、姜。

素有咳呛，冬令即发。自秋季咳嗽，延今不已，动则气逆，痰不易出，上热下寒，兼食洋烟，胃阴消烁，下耗肾水，引动肝木，气有上而无下。故上热下寒，肾虚则喘，肺虚则咳，气耗阴伤，故痰不爽。议养阴肃肺，兼柔肝纳肾之治。

沙苑　麦冬　牛膝　毛燕　橘红　川贝　桑皮　紫菀　蛤粉　夜合花　枇杷叶

先天薄弱，水不养肝，肝火易动，心相不宁。三阴内亏，火冲血上，下有痔漏，常多梦泄。失血后干呛作嗽，喉痛声哑之患，草木之功，不能补有情之精血，必得撤去尘情如铁石，静摄天真，精血复得下，病可减去三分，此机宜从。否则有仙丹亦属无济。拟丸代煎，徐徐调治。

河车一具洗去血丝　北沙参八两　川贝四两　白及八两　鳗鱼一条　怀药八两　燕根四两　茯神四两　牡蛎八两　蛤粉八两　芡实八两

老尿壶一具，以长流水浸三日夜，去臊味。将牡蛎、鳗鱼投入壶内，童便灌满，以黄泥封固，以文火烧一日夜。次日取出鳗鱼骨，用麻油炙研，再入群药，和匀捣作饼，晒干烘脆，研细末，用两仪胶作丸和服，无两仪胶即用玉竹胶。

脾湿生痰，渍之于肺，清晨咳嗽，得黄痰即平宁，否则不已。两胁微痛，背心隐酸，肝胃之气不展，得嗳方舒。手足无汗，或时手足发冷，脾肾不足，不易骤复。

於术　米仁　菟丝子　茯苓　橘红　半夏　炙草　白蔻

咳　血

肝藏诸经之血，肺司百脉之气。水弱肝虚，火载血上。肺虚不能下荫于肾，肾虚子窃母气，下损于上，痰嗽带血。相火内寄于肝，君火动则相火随之，心有所思，神有所归，则梦遗之病见矣。有情精血易损，接以草木，声势必难相应，宜速屏除尘绊，恬淡虚无，水升火降，方克有济。

　　熟地黄汤去萸肉加白芍、麦冬、川贝、血余。

　　金水亏残，龙雷震荡，载血妄行，上溢清窍。木扣金鸣为咳，肾虚水泛为痰。营卫乖违，往来寒热，脉来细数无神。数载屡发不已，虚劳之势已著。勉拟甘温壮水，以制阳光，不可过服沉寒，致戕生气。蓄瘀虽为阴类，运之者，其惟阳乎！

　　熟地黄汤加归身、白芍、麦冬。

　　年近四旬，幼年失血。今春举发，血虽止，痰嗽不已，平明尤甚，脉来滑数，痰多食少，阴伤子盗母气。现在溽暑流行，谨防狂吐。

　　生地　丹皮　茯苓　泽泻　当归　白芍　阿胶　川贝　紫菀　百部

　　失血多年，早暮咳呛，交节尤甚。现在三四日一发，血发甚涌，胸次作胀，食少运迟。巅疼身热，脉来弦数，阴虚火载血上，木击金鸣为咳，不宜思虑劳心，当思静则生阴之理。

　　生地　牛膝　陈皮　旱莲　丹皮　白芍　茯苓　炙草　女贞子

　　《经》以大怒则形气绝，而血菀于上。郁结化火，火载血上，狂吐之后，咳嗽延今不已。十余日必遗泄，脉来弦数，水不养肝，木击金鸣，肝虚侮胃，久延非宜。

　　熟地黄汤加二至丸。

　　服药三剂，形神稍振，饮食渐增，咳仍未止，痰色黄白不一，昨日无梦而遗，肾虚肝损，仍以乙癸同源主治。

　　前方加麦冬、胡桃。

　　乙癸同源，颇合机宜。复感暑湿，脾伤泄泻，痰嗽较甚。急则从标，暂以清暑益气。

　　孩儿参　泽泻　杏仁　白术　陈皮　神曲　茯苓
女贞　炙草　当归

　　加减清暑益气，治标治泻。泻止，痰嗽亦减。症本阴亏，从乙癸同源例治，颇合机宜。第暑湿新瘥，未便滋补。

　　孩儿参　升麻　麦冬　甘草　石斛　桔梗　茯苓
淮山药

　　痰嗽带血，起自夏初，日以益甚，延今半载，食少喉干，平明咳甚。气随血耗神虚，血由忧煎，气随怒减，吐血时言语错乱。胸喉之间，若烟障雾迷，懊𢙓莫能名状。七情之火，酒湿之热，灼阴耗液，积损为颓，谨防大汗。

　　熟地　杏仁　桃仁　三七　牛膝　芦根　藕汁　童便

　　年逾六旬，二气就衰，冬客风冷，咳嗽绵延不已。

今春痰带红紫，夜不能寐，身痛气急，动劳尤甚，饮食少思，足跗浮肿，蔓延于上，阴分大亏，兼有湿热，脉来停止，土败金残，生气大损，虑难奏捷。拟补肾开胃法，胃开则吉。

生地　山药　茯苓　杞子　归身　白术　胡桃

失血之脉，缓静为顺，洪大为逆。半产之后，二气素乱，血随气上，痰嗽带血，痰少血多，脉来弦洪，且大且数，血不养肝，肝不藏血，气冲血逆，致有妄行之患。所服之方甚可，奈时令肝木用事，气火上腾，慎防喘汗血脱，金残肺痿。

生地　三七　牛膝　犀角　丹皮　血余炭　牡蛎
麦冬　童便

先天不足，知识早开，水不养肝，肝虚易怒，怒则气升，有升无降，火载血上，红紫相间，形神不振。木扣金鸣为咳，肾水上泛为痰。始则痰少血多，延今则血少痰甚。阴亏水不制火，中伤气不接续，壮水滋肝，兼和肺胃。

熟地黄汤去萸肉，加女贞子、旱莲草、沙参、麦冬。

素有失血之患，心营肺卫俱伤，近乃复感寒邪，已经表散未解，身热憎寒，短气自汗，痰嗽带血，声嘶脉软，正虚邪实，殊为棘手。

柴胡　孩儿参　黄芩　甘草　半夏　陈皮　当归
白芍

　　昨服小柴胡汤加减，表邪已解。本症阴虚，曾经咳血，龙雷内炽，五液交枯，虚热往来，渴不欲饮，自汗不收，痰嗽带血，面色戴阳，声嘶脉软。所幸胃气尚存，犹虑复感寒邪，变生难治。用药大旨，迎夏至一阴来复，以滋金水之源。

　　六味去萸肉，加麦冬、阿胶、小麦。

　　进补金水之剂，诸症悉退，惟喉痒咳频仍然，夫肺属金而主咳，金之所畏者火也，金之化邪者燥也。燥甚则痒，痒甚则必咳。症本阴亏，水不制火，火灼金伤，精不化气，则肺病燥。法当润补为宜。

　　六味去萸肉，加五味、麦冬、杏仁、胡桃肉。

　　肝藏诸经之血，肺司百脉之气，肾为藏水之脏，水亏不能生木，木燥生火，载血上行。木击金鸣为咳，肾水上泛为痰。阴偏不足，阳往乘之，舌绛咽干，蒸热夜甚，脉来细数无神，虚劳已著。勉以壮水之主，以镇阳光。现在木火上升之令，慎防狂吐。

　　六味去萸肉，加白芍、麦冬、牛膝、山栀。

　　思为脾志，心主藏神，神思过用，病所出来。心为君主之官，脾为后天之本，二经受病，五内心虚。水虚不能生木，木火载血上行，木击金鸣为咳。木乘土位，津液凝滞成痰，阴液不足以滋脏腑，二阳之病发自心脾。心烦意乱，形容枯槁，病魔不去，精神不生。辗转沉痼，岁月弥深，所服之方，却是法程。胃者卫之源，脾乃营之本，卫外失司则寒，营内失守则热。失位之血，离经远来则紫，吐后色红者，近血也，渐淡为痰，合而为一者，血迫近而未及化也。痰血本为同类，脏气盛则痰即化红，脏气衰则血即化痰。前论痰为精血所化，譬如乱世之贼盗，即治世之良民。舌上白苔，丹田有热也。足得血而能步，血少故难行。中州不运，食欲少思，内宫运动，心有循持。未吐血前，脉强而硬，既吐血后，脉弦而软，显系血从肝来，营弱心虚则口难言。血化为痰，吐出方快，时或思卧，土困于中，心肾不交，竟夕不寐。脉来时弦细而急，或凝滞若不能自还，此三五不调，近乎涩革，两关尤甚，又似劲脉。总之脉缓则平，脉急则甚。左右者，阴阳之道路。阴阳互相克制，脉亦左右偏强。脾属坤土，主治中央，最宜服食，土不制水，水溢高源，涎吐不禁，清气在下，则生飧泄。昔黄帝问于岐伯曰：形弊血尽而功不立者，神不使也。精神不振，志意不治，精坏神去，营卫不可复收。何者？嗜欲无功，而忧患不止。诚能屏除尘绊，恬淡虚无，补以药饵，何忧不已。

熟地　洋参　茯苓　白术　甘草　归身　枣仁　远志　枸杞

血富于冲，所在皆是。赖络脉之堤防，从隧道以流注。久咳肺络受伤，血随咳上，鲜瘀不一，脉来浮数兼弦，症本阴亏，水不济火，火灼金伤，木击金鸣，清气不降，络有停瘀，未宜骤补。昔肯堂治失血之症，必先荡尽停瘀，然后培养。余宗其法，多酌高明。

当归　白芍　丹参　侧柏　三七　牛膝　糖楂　桔梗　茜根　桃仁　藕节

伤风致损，必是肾虚，咳嗽痰多，微带鲜血，耳鸣盗汗，脱肛不收，脉来虚数，下损于上，肺肾两亏。速远房帏，独居静养，真阴来复，方能有济。

生地　茯苓　生牡蛎　淮药　百合　冬虫草　桃肉

肺无因而不咳，络不伤血不出，客秋感冒，痰嗽食减，甚则呕吐，至今吐血甚多，鲜红可畏。今春又吐，较前略少，痰嗽益甚，夜不能寐，身痛肢木，血不荣筋，面色带黄，阳盛水不济火，肾虚窃气于金，精损移枯于肺，脉带数象，尤非所宜。

犀角　白芍　茅根　生地　丹皮　甘草　怀膝　童便

三阴不足，酒湿内伤，下有漏疡，火载血上，痰嗽食少，便溏，舌绛中有槽，左胁有动气，脉来虚弦。法宜清补，仍防狂吐。

大生地　怀药　白术　芡实　蛤粉炒阿胶

去年咳血，调治已痊，近乃五心蒸热，痰嗽在夜，痰色多黄。阴亏脾湿生痰，渍之于肺，慎防血溢。

孩儿参　杏仁　生地　赤苓　陈皮　冬术　苡米

暴怒伤阴，肝阳化火，载血上行，咳喘带红，脉来弦劲，法当清以降之。

大生地　白芍　丹皮　泽泻　黑栀　青皮　川连

肝藏诸经之血，肺司百脉之气。失血后咳不止，气微促，食减，脉细数，由盛怒伤肾，水不济火，火载血上，木击金鸣。肾不纳，肺不降，故气促。前贤以诸端皆为危证，殊属不宜。拟方多酌高明。

云苓　法夏　归身　炙草　共为末，水泛丸。

失　血

右脉弦而洪，左脉弦大而芤。水不养肝，肝不藏血，气逆血上，血不归络，冲犯阳明，致有狂吐之患。天下无逆流之水，水由乎风；人身无逆行之血，血由乎气。脉不安静，波涛不定，防其壅逆，慎之。

犀角地黄汤加青铅、青麟丸、还魂草、赤芍、糖楂、茜草炭、牛膝、荆芥炭、柴胡、童便。

上年失血，得于醉饱之后，全属胃病。今次失血，因嗽而起。夫咳血与呕血不同，咳因嗽起，呕是逆来。脉象左关右尺洪而有力，余部细数。阴分素亏，交春生之气，龙雷鼓动，故不时头烘面热，耳鸣咳呛，误视头风，竟以辛温升散，致阳火独狂，冲破血脉，咳吐两昼夜未宁止。用犀角地黄，清心解热，未能制及龙雷。鄙意大剂育阴，兼以苦降之法，必得龙藏泽中，雷潜海底，方可向安。

细生地　黄柏　洋参　天麦冬　肥知母　丹皮　木通　玄参　玄武版

女子以肝为先天，盖肝藏血，且为血海，又当冲脉，此汪讱庵创论，实千古之确论也。肝藏血，情怀不遂，气动于中。人身气血，譬如权衡，一胜则一负，气旺则阴愈伤，阴伤而络血不注冲脉，此月事稀少所由来也。既肝无血养，而肝木愈燥，则化气化火。气火妄动，则血络不安，两胁或胀或痛。离经之血，必赖雷火以上升，由肺胃而出，咯呕夹红，止后觉头眩心悸，津津汗出。心主血，汗为心液，液耗阴伤，故精神萎顿，肢面虚浮，下体气坠，眼皮倦于开阖。木旺则土衰，脾失转输，清阳下陷，不能达于肢腠，故见症若此。刻当先养心脾，兼柔肝木，后议乙癸同源之法。鄙见如斯，敢质明眼。

山药　当归　丹参　白芍　龙齿　柏子仁　茯苓
沙苑　洋参　莲子　料豆　夜合花

先是腹痛䐜胀，卒然吐血盈碗，血去胀消，精神饮食俱减，由思虑伤脾，抑郁伤肝所致。肝为血海，脾为血源，胀本肝脾之病，肝虚不能藏血，脾虚不能统血，血无所依，致有妄行之患。以养肝脾为主，佐以引血归经，从血脱益气例主治。

熟地黄汤去萸肉，加洋参、於术、牛膝、当归、三七、车前。

《经》以中焦取汁，变化而赤，是为血。积劳积损，中气大伤，化机不健，致败精华。所吐黑瘀，即经中败血，继吐血涎，即未化之血也。《灵枢》谓白血出者，不治也。勉拟理中汤，从胃论治，多酌高明。

理中汤

血吐如倾，气随以脱，危急之秋，当先从其急，固气为主。盖有形之血，不能即生，无形之气，所当急固。使气不尽脱，则血可渐生，所谓血脱益气，阳生阴长是也。公议十全大补去川芎、肉桂，加杞子、麦冬。

阴液不足，木火有余，载血上行，每吐盈碗，服壮水潜阳等法，病势平复，年余不发。近因起居饮食失宜，加以调治之心懈怠，遂致前症复萌，仍以壮水潜阳主治。

生地　归身　龟版　丹参　丹皮　地骨皮　白芍
五味　麦冬　鳖甲胶　煎胶服之。

长夏失血，肺肾两伤，金水交亏，龙雷震荡，五液神魄之病生焉。神情恍惚，语言错乱，阴络内伤，云门卒痛，阳跷脉盛，竟夕无眠。脉象虚弦，殊难奏捷。壮水之主，以制阳光，是其大法。仍请原手调治，何必多歧。现在火令司权，远涉就诊，非其所宜。

大熟地　怀药　阿胶　知母　百合　麦冬　五味子
北沙参　归身

暮春风温上受，发热三日，吐血鲜红，四月中旬，血又涌来，至今不止，胸胁相引而痛，是系肝胃不和。胃为多血之腑，肝为藏血之脏，肝阴少藏，胃血上涌，脉来洪滑，非其所宜。

犀角　大生地　白芍　丹皮　炙草　黑栀　怀膝
鲜藕汁　童便　红糖

肝为血海，阳明乃气血之纲维。因失血寒凉逼伏，气郁阴伤，滋补则酸水上泛，中脘作痛，温剂则血又上溢，鲜瘀不一，肾虚中胃不健，饮聚痰生为患。

冬术　白芍　茯苓　香附　生姜

三进真武汤，血上痛除，惟夹脊脊筋酸楚，左手大拇指乍寒乍热，督脉少运，仍防血逆上涌。

人参　白芍　冬术　茯苓　木香　枳实

衄　血

水不制火，火旺阳经，血溢于上，名曰鼻衄。

生地　丹皮　泽泻　茯苓　白芍　麦冬　甘草　黄芩　牛膝　茅根

身怀六甲，火犯阳明，络伤血溢，病名外衄。

生地　麦冬　黄芩　白芍　犀角　甘草　丹皮　茅根

足阳明脉，起于鼻，挟口环唇。盖鼻准属脾土，鼻孔属肺金，而胃统之。产后口鼻起黑色而衄，乃瘀血入肺，肺绝胃败之候也。急拟二味参苏加附子治之。

党参　苏木　附片

操劳过度，真阴不足，水不制火，冲任血动，上溢于鼻，名曰外衄。脉来细弱无神，自述素耽酒色，法当培补真阴，未可作火热论治。

生地黄汤去萸肉，加白芍、归身、牛膝。

阳明燥热，内扰冲任，逼血妄行为衄。治宜清降为主。

生地　丹皮　犀角　白芍　山萸　牛膝　槐花蕊

素本阴精不足，疟后阴液大伤，阴亏阳亢，水不济火，逼血妄行，出于肺窍。肺主百脉之气，肝藏诸经之血。肾使一身之精。水虚无以制火，精虚不能化气，火性炎上，血随气行，是以血溢于肺窍，有喘促痉厥之虑。脉来软数无神，治宜壮水之主，与六淫在经邪热壅盛有间。

生地　丹皮　泽泻　丹参　白芍　知母　甘草　牛膝

阴虚火动，齿衄消渴，脉来浮滑，神倦气怯，大便坚，小便数。当从阳明有余，少阴不足论治。

牛膝　生地　知母　麦冬　甘草　丹皮　泽泻　茯苓

齿者骨之所络也，齿衄动摇，并无火证火脉可据。乃肾阴不固，虚火上升，宜壮水以制之。

生地黄汤加牛膝。

《经》曰中焦受气取汁，变化而赤，谓之血。出于中焦，而主于心，故五脏各有守经之血，而六腑则无矣。其散于脉内者，随冲任二经遍行经络，散在脉外者，充溢于肌腠皮肤之间。凡吐血衄血、牙龈齿缝出血，散在经络之血，涌而上决者也。近人谓巨口失红，及牙龈缝出血者为胃血，此说误人不浅。盖胃为外腑，职司出纳，为水谷蓄泄之区，其中并无一点一丝之血，夹杂内中，即牙宣出血一症，亦不过胃热炽甚，肉不附骨，故血热而上涌，其牙不宣而出血者，乃阴竭于下，阳亢于上，龙雷之火冲激胃络。钱氏所谓骨漏是也。恙起于一月之前，齿缝出血，牙并不宣，多则血流盈盏，昼夜十余作，发时面赤目赤，烦扰不安，近虽小愈，而漏不已。脉本六阳，刻下见症在胃，而所以致病，实由肝肾。急宜珍珠母丸合玉女煎加减，俾龙得下潜，然后阳明方有宁宇。

珍珠母　石膏　洋参　羚羊角　花粉　龟版　石斛
龙齿　丹皮　白芍　槐花　藕汁　珍珠母丸

中　卷

关　格

　　饮食不入谓之格，二便不出谓之关。阴阳有所偏乘，尺寸为之复溢，气口脉浮大，上引结喉之人迎。吐逆不能食，大便兼旬不解，小便如癃闭，阳明胃液就枯。化火金伤，治节不行，阴阳不相营运，幽门失其启闭。气化不及州都，关津不利，乃三阳将结之危疴也。

　　生脉散加生地、山药、荑肉①、牛乳。

　　气痰作阻，食不能下，关津不利，便不能解，中州失运，升降失司，乃高年之逆候也。

　　生脉散加生地、怀药、制半夏、广皮、白蜜。

　　食入则噎，气痰作阻，痛彻心背，已经三载。现在米粥难下，三阳结病已著。所服之方，都是法程。请原手调治，何用多歧。勉拟补阴益气煎。

　　生地　党参　山药　当归　陈皮　甘草　柴胡　升麻

　　病原已载前方，服补阴益气煎大剂，噎塞虽开，势

---

　　① 荑肉：《清代名医医案精华》作吴荑。

必旋闭。《经》以三阳结谓之隔。隔者，格也。阳格于外，不与阴气相荣，阴阳离决之候也。人迎一盛，病在少阳，二盛病在太阳，三盛病在阳明。胃为水谷之海，胆为中正之官，膀胱为津液之府。忧思抑郁，损伤甲木，春升之气，不能化液，灌溉州都，膀胱津液虚少，无以濡润阳明。阳明之火，离出三阳本位，胃津就枯，譬如釜底无火，火在釜盖之上，安能腐熟水谷精微，势必吐逆，食不得入，故罹此病。多方寡效者，盖未思及助甲木春和之气，化生气液，如天雨下降，流注膀胱，承制阳明，倒吸离出三阳之火，化作釜底之薪，使胃来潮，水火既济，氤氲彻顶，生气勃然，其病自已也。今缘就诊心诚，化裁泄法，尚候贵邑明哲政之。

地黄　党参　茯苓　甘草　陈皮　半夏　远志　苁蓉　当归　黄粟米　柴胡　升麻　川芎　淡竹叶煎水泛丸。

容纳主胃，运化属脾，脾升则健，胃降则和，抑郁伤肝，木乘土位，清阳无以展舒，浊阴上僭，致生痞象。津液不归正化，凝渍①生痰，蔽障清空之所，以致膈咽不通，饮食不下。年逾六旬，五液先亏，大便结燥，肺胃干枯，乙癸同源，金水相生，未有肝病而肾不病者。勉拟斡旋中枢，以畅清阳为主，清上实下辅之。冀其土德融合，金令清肃，三阳结解。

---

① 渍：清医话作"浊"字。

六味地黄汤去萸肉，加东洋参、归身、麦冬、白术、橘红、甘草、柴胡、升麻。

斡旋中枢，清上实下，共服八剂，咽膈渐利，饮食渐受，中州颇有复振之机，咽膈之间，部位最高，清虚之所，旷然无外。苍天贵清静，阳气恶烦劳。症本劳烦抑郁损伤，致令三阳结病。宣中则清阳畅而春和之气升，清上则清肃降而膀胱之液化，实下则五液充而三阳之结解。前方既获效机，略加减为丸缓治。

地黄汤加使君子、当归、柴胡、升麻、橘红、麦冬、苁蓉①，为末泛丸。

天气通于肺，肺主喉，喉者候气也；地气通于咽，咽属胃，咽者，咽气也。情志抑郁，气瘀于中，会厌开阖失常，咽喉气阻，饮食不下，肺胃干槁。三阳结病已著。年逾六旬，尤属不宜。勉拟归脾六君加减，从乎中治，多酌高明。

东洋参　枣仁　远志　罂粟壳　半夏　白蜜

酒入于胃，肝浮胆横。暴怒伤阴，暴喜伤阳。木乘土位，火灼金伤，金令不肃，州都气化失常，治节不行，传道之官失职，大便结如羊粪，小便不利如淋。诸逆冲上，皆属于火，体战心惊，火之象也。食不能下，人迎脉盛，病在阳明，阳明腑火上炎，少阴脏水耗竭，

———————————

① 本方《清代名医医案精华》作金匮肾气合补中益气加麦冬苁蓉泛丸。

无以濡润诸经，一任三阳转结，《经》以一阳发病，其传为隔是也。虑难奏捷，勉拟清上实下法挽之。

六味地黄汤去萸肉加牛膝、车前、花粉①、葛花、橘红、青皮、昆布。

归脾六君，助坤顺，法乾健，理阴神，益肾命，畅中阳。共服十有三剂，食入阻碍已平，呕吐痰涎亦止，胸次之痛大减，弦数之脉亦缓。症本火亏于下，土困于中，津液凝结成痰，蕴结不行，气为之阻，遂致三阳将结。前方既获效机，略为加减，为丸缓治。第胸次云门穴痛未除，乃营液欲竭，终属不宜。

熟地　茯苓　橘红　远志　归身　白术　半夏　炮姜　洋参　甘草　枣仁　木香为丸，每早、晚服三钱。

脉来洪数，气郁填胸，汩汩有声，隐隐作痛，食不能入，二便俱阻。长沙以小便不出谓之关，饮食不入谓之格，阴阳偏胜谓之逆。虑难奏捷。

熟地黄汤去萸肉，加冬葵子、郁李仁、冬瓜仁、火麻仁、柏子仁、姜半夏、车前子。

噎　膈

郁怒伤肝，忧思伤脾，肝脾荣损，气亘于中，贲门不利，食入作梗，痰多，干物难下，脉弦，左关沉涩，

---

① 花粉：一作蒌皮。

中枯症也。拟养胃和中，兼柔肝木。

　　於术　茯苓　半夏梨汁炒　橘红　郁金　佩兰　蔻
壳　沙苑　谷芽　当归　瓦楞子

　　夫张机峰之论噎膈也，其言曰：此病是神思之病，
法当内观静养，方为得旨。盖百病之因，多兼六淫而
成，噎膈则以七情所致。由于饮食者，亦间有之。治症
之法，无非开胃止吐，养阴润燥之方。然病在神思，所
谓心病还须心药。内者，外之对。此症向来事外忘内，
未尝收拾此心，或为利锁名缰，或为酒沉色困，以致五
脏空虚，气无所主，食不能进，入亦反出。若不垂帘反
照，及忙里偷闲，浓中着淡，何由屏绝诸魔？夫是之谓
内观。静者，动之对。此症向来多动少静，未能恬逸此
心，微是诱于大喜大怒，而致伤神伤肝，即被牵于劳思
过扰，而致伤脾伤肾，致五火丛起，血无由生，胃脘干
枯，大肠结燥。务须安养休息，即僻山深林，只称隐
逸，宁静有志，虽车轰马骤，亦是心清。夫是之谓静。
守此二者，则噎膈可通，即饮食可进，逆自平而呕吐可
止，燥自润而血自可生，结自开而二便自利。左脉结
涩，右脉弦小，中伤肺损，扰内无权，阴阳两败，药难
为力。回府当以血肉有情之品，养生生之气，每日服人
乳、牛乳皆可。

　　半夏　秫米　苁蓉　五味　白蜜　长流水　扬三百
六十五遍。

　　怒则气上，思则气结，脉沉弦而滑，肝郁中伤，胃

失冲和，气血作阻，机关不利之象。呃逆不容饮食，三阳结也。怡情开怀为妙。

补中益气合雪羹汤，用孩儿参加五味。

接展悫原，敬悉尊体由服方以来，稀粥渐增。因操劳烦心，清痰复多，饮食日减。症缘劳心耗肾，肾不吸胃，胃不冲和，思则气结，忧则气耗。肾气通于胃，脾络布于胸，静养太和，则真气洋溢。喜则气和志达，心畅胃开，庶臻康泰。胶方虽好，必得补中益气，若过补，则壅塞气机。

黄精　党参　福橘　玉竹　杞子　生地　於术　苁蓉　茯苓　桂圆　沙苑　鹿胶　用桑柴煎，加花粉收胶。

又煎方　黑归脾汤去黄芪加谷芽煎汤代水。

食入格拒，胸脘隐痛，气冲涌涎，二便交阻。阳结于上，阴枯于下，为关格之渐。

西党参　郁李仁　茯苓　附子　干姜　川连　半夏　通脱木　姜汁

太阴湿土，得阳始运；阳明燥土，得阴自安。胃以降为和，脾以升为健。食入上逆，胃已病矣；大便频溏，脾亦病矣。能粥而不能饭，虑成噎膈。凡九窍失和，都属胃病。治宜刚柔并济，令其升降为要。

麦冬　石斛　茯苓　泽泻　橘白　半夏　益智　厚朴　秫米　木香　枳实

老年血气渐衰，津液枯槁，胃管窄隘，汤饮可行，食物难入。急宜滋润，以甘酸化阴，勿进温燥之剂。

　　沙参　杏仁　乌梅肉　麦冬　花粉　炙草　石斛
玫瑰花　木瓜　梨汁　蔗汁

　　脉来两关弦细，肝气犯胃，胸咽梗痛，有如刀割，
势成隔疾。

　　当归　丹皮　郁金　远志　柏子仁　砂仁　佩兰
沉香　半夏　茯苓　金橘饼

积　聚

　　肝之积名曰肥气，脾之积名曰痞气。左胁心下俱
有，形大如覆杯，按之则痛，弹之有声，中虚木旺，健
运失常，升降失司，血凝痰阻。枳术治中加减，资坤顺
之德，益乾健之功。

　　枳壳　冬术　人参　甘草　炮姜　青皮　生木香
水红　花子　泽泻①为丸，晚服三钱。

　　五味失宜，七情不节，二气失其和顺之机，致令水
谷精华之气，不归正化，凝于肠胃之外，膜原之间，为
五积之沉疴也。

　　木香　丁香　陈皮　青皮　半夏　黄连　三棱　莪
术　乌梅　巴豆　姜汁和水泛丸。

　　《难经》云：积者，阴气也。阴沉而伏，血之所结

---

① 别本无泽泻，有橘红。

日积。故积者，五脏所生，心下有形，大如覆碗，按之痛而不移，为痞积。当以攻剂伐之，宜局方温中丸。

《难经》云：聚者，阳气也。阳浮而动，气之所钟曰聚。故聚者，六腑所成，按之则移，寻之无迹，此为气聚。宜以宣剂扬之。

　　麸炒枳实　青皮　白术　香附　乌药　藿香　木香　橘红

五志违和，六淫外袭，脾胃失其健运之机，致令水谷精华之气，不归正化，结于虚里，大如覆碗，按之不移，上连膻中，不时攻痛。膻中为阳气之海，虚里乃胃之大络。症结盘踞其间，阳气为之闭塞，前人虽有养正除积之法，效者甚鲜。《经》云：坚者削之，留者攻之，结者散之，客者除之。盖有形之积，以攻为是。

　　东洋参　吴萸　川连　柴胡　巴豆　桔梗　菖蒲肉桂　炮姜　皂角　椒目　香附　三棱　莪术　川芎紫菀　茯苓①　水泛丸。

清阳不升，浊阴不降，左胁盘踞，此肝积名曰肥气。肝属木，木克土，故肥气久而脾土必亏。脾为生化之源，源竭而肝木愈旺，上刑肺金，致有咳呛咯血之患。热移于脑，则鼻流浊涕。东垣云：痞满皆血症也，谓脾胃水谷之阴伤也。心主血，心虚则嘈杂似饥，故得食则安；肝藏血，肝虚则阴伏于阳，皆气血不运而成，

---

　　① 《清代名医医案精华》有延胡、附片，无柴胡、香附。

即虚转实也。若用气药破之，虽取快一时，贻忧日后，痞气坚而阴愈伤矣。攻之愈急，必变中满，脉象虚数，而脾胃之阴宜养，营分宜调。参以乙癸同源，为法中之法。正气足，积自除；不治痞，而痞自消矣。

洋参　川贝　沙参　太子参　茯苓　山药　半夏　麦冬　归身　白芍　橘红　石斛　苡仁、麦芽二味，煎汤代水。

肝积曰肥气，在左胁下，恙起前年，疟后肝邪未尽，口腹未谨，邪与痰滞，互结络中。春夏以来，渐觉硬大，客秋时感病后，脾胃虽强，而脾阳困顿，土衰木旺，肝邪愈强，积益散大，硬及腹右，食后觉饱，虑成蛊病。脉象左部细弦，右部兼滑，每遇烦劳，气逆耳鸣，心肾荣亏，肝阳上僭。法当扶土抑木，兼和荣泄浊之法。候裁。

土炒於术　枳实　当归　青皮　鳖甲　木香①　姜汁炒党参　冬瓜子　陈皮　椒目　煨姜

《经》云：积之始生，得寒乃成。肥气为肝积，脏病也。脏难而腑易，久病脾土必伤，故肚腹胀满。连投健运分消之法，撑胀稍舒，而坚积未见松软，不宜速攻，仍固本之中兼以温化。

党参　於术　干姜　川朴　枳实　砂仁　青皮　茯苓　当归　瓦楞　白芥子　水红花子

---

① 一本有砂仁、霞天曲。

　　郁怒伤肝，肝营亏虚，气从中逆，阳之浊痰，藉以上升，始则胸胁痛胀，走窜无定；继则脐下关元气海梗痛，二便不爽。此肝木横逆，始则上行，继则下克脾脏，于是清不能升，浊不能降，常似喘促，喉间有痰，或上或下。舌白中致滑腻，脉来沉涩软弱，正气已伤。拟养血柔肝，兼和中化浊之法。

　　当归　丹参　茯苓　半夏　青皮　杏仁　福曲　郁金　佛手　龙齿　冬葵子

　　一剂二便较爽，喘促已平，胃脘较舒，少腹疼痛亦减，舌白亦退。原方加生首乌、谷芽。

　　晚诊　背愈觉热，浊痰化热，郁于气分。原方去半夏，加通草、芝麻秸。

　　左脉沉弦不静，右脉滑数，肝郁不畅，气不条达，气聚为瘕，任脉为病，肝脉为患。肝脾皆伤，不宜忧虑郁结。月事不调，常多白带。议养心脾，和肝胃。归脾汤去芪，加金橘皮。

　　水停心下为饮，水积胁下为痞。肾纳无权，中虚积饮，清浊混逆，湿热为患。先以东垣补中益气汤去芪。

　　二天不振，寒湿不化，饮积中焦，积聚为患。脏寒生满病，脾虚生湿胀。攻痞成满，破气成鼓。脾虚运化无权，肾虚真阳不旺。气主煦之，血主濡之。补命肾以健中阳，调脾胃以化痞气。

　　党参　冬术　当归　莪术　桃仁　内金　冬瓜子　糖楂　红花

早服温中丸，以化癥瘕；午后服资生丸，以理脾胃。胀势稍平，心仍嘈甚，食仍作胀兼呕，原方加五谷虫。

服养正化邪之剂，瘕块渐软。养肝肾以化之，以丸代煎。

党参　冬术　当归　白芍　莪术　青皮　陈皮　砂仁　糖楂　五谷　蟾皮　鸡金　水红花子　推车汉（去壳）五对（研）北麦面加麦穗（火煨）

右为末，用红糖、神曲打糊为丸。

郁损心阳，寒凝中脘。《经》以阳气者，若天与日，失其所则折寿而不彰，故天运当以日光明。膻中之阳，犹天之日，云雾不清，太虚蒙蔽，生阳不布，膻中阳瞑，犹云雾之蔽日也。胸次痞塞不开，似胀非胀，不饥不食，病名虚痞。法当益火之源，以消阴翳。

人参　冬术　归身　炙草　附子　油桂　炮姜

胃阳衰微，阴寒凝结，嗳噫吞酸，胸痞不饥不食，脉来细数，非食停中脘，乃阳气不升作滞，是阴翳也。议理中主治。

理中汤加陈皮、归身。

思虑伤脾，脾虚不运，痞塞不开，不饥不食，脉体弦多胃少，法当补肾温脾。《经》有塞因塞用之例。

归脾汤用东洋参、云苓。

饮食有节，起居有常。饮食起居，均失其宜，脾胃伤而不运。一月以来，不饥不食，胸次痞满，脉形缓弱，升降失司，否而不泰。法当补脾肾，运中州，以展清阳为主。

　　熟地　东洋参　归身　枣仁　远志　煨木香　云苓　淮山药　陈皮　炙草　升麻　银柴胡

　　中土素虚，过服克伐之药，重伤脾胃，传化失常，饮食少进，胸腹如胀，病名虚痞。宜资化源之法。

　　东洋参　冬术　茯苓　炙草　陈皮　归身　木香　煨姜

　　嗳腐吞酸，胸痞不食，寒滞中焦，脾阳不运，脉来小驶①于迟，法当温暖中土。

　　治中汤

　　塞而不开谓之痞，胀而不行谓之满，有邪滞②为实，无邪滞②为虚。今胸脘无胀痛邪滞等证，但不饥不食，而自疑若满。脉来缓弱，容色萧然，气痞于中，中阳不健，非消导所宜。拟塞因塞用法。

　　东洋参　冬术　茯苓　炙草　姜夏　归身　远志　煨木香

　　前哲以塞而不开谓之痞，有邪滞为实，无邪滞为虚。湿土司令，气滞中州，邪著于心，按之有形，大如覆杯，饮食不进，邪滞作痞。拟平胃散加味。

　　陈皮　苍术　川朴　甘草　茯苓　木香　枳实　生姜

---

① 驶（jué）：快也。
② 滞：冯本脱，据别本补。

浊气在上，则生䐜胀，操劳过度，中土受伤，无以运化精微。饮食少进，胸中痞满，按之不痛，非停瘀可比。乃升降失常，变生痞象。法当苦以泄之，辛以散之，甘温以补之，咸淡以渗之。偏消偏补，均非正治。

川连　川朴　人参　冬术　茯苓　姜夏　炮姜　枳实　泽泻

服调气药，痞反甚，痞不在气分无疑。东垣谓痞从血中来，长沙言病发于阴，而反下之，因作痞。盖皆营分受伤，血属有形，当治以有形之药。

人参　归身　炙草　川连　干姜

三经受感，病后绝不思食，时或知饥，食入则痞，调治半年方痊。近因忧劳太过，复不能食，脾胃为中土之脏，仓廪之官，赖肾火以生，火素不足，中州不振，胃虚卫不外护则寒，脾虚营失内守则热，非外感可比。脉来胃少弦多，原当益火生土，现在春木上升，宜先培土崇木。拟治中汤加附子。

服附子治中汤四十余剂，化机复健，饮食日增，中土已得平调。第胃火久亏，治中虽然益火，未能达下，益火之本，以消阴翳，中病下取，古之成法。每早服附子治中汤。

六味丸加杞子、制附子、东洋参、白术、归身，蜜丸。

胸腹乃脏腑之部，膻中为阳气之海。胸次痞塞不开，按之有形，如心积伏梁之状。饮食减少，脉来细数，素来木不条达，中虚清气不展，离光不振，阴霾上翳，审以高年，非佳兆也。

六君子汤加青皮、木香、枣仁、远志、藿梗，蜜丸。

年甫十五，经水未通，小腹右角有形，大如覆杯，痛如针刺，痛时其形反隐伏不见。盖积居膜原之间，如气血源流冲击，暂离窠臼，潜行于里。小便不利，且痛如淋证之状，积瘀壅塞膀胱。《经》以膀胱为州都之官，津液藏焉，气化则能出矣。州都气化失常，故小便如淋证之状，非淋证也。胸次气血，往来不畅，肺司百脉之气，为水之上源，下流不通，上流壅塞，气不化液，无水通调，水道郁而不伸，非喘促可比。扁鹊云：积者五脏所生，聚者六腑所成。脉来细数兼弦，证本先天元阴不足，水不涵木，木乘土位，健运失常，致令血液精华，不归正化，凝结于脏腑之外，隔膜之间，少腹厥阴肝木之部，症名肥气。当从养正除积论治，暂拟交加散加味，观其进退。

生地、生姜二味同捣汁，丁香、蔻仁、洋参、青陈皮、木香、红花，为丸。

先哲言养正除积，盖为虚弱之辈，非《经》正治，乃权宜耳。五积之候，使非悍利之品，岂能推逐顽积，体虚绵弱，积劳则甚，痛而不已，结于虚里。饮食不节，起居不时，致伤胃气，与停滞相搏结而成积，暂以和脾胃以潜消，资化原而融化。①

————————

① 上二案，依别本补。

异功散加枳实、木香。

反　胃

食入反吐，脾胃失其健运之机，清阳无以展舒，浊阴上僭，升降失司，否象已见。勉拟东垣治法，行春令，苏中土。不致三阳转结为吉。

东洋参　炙草　陈皮　柴胡　炙黄芪　老生姜　葛根　木香　当归　大枣

中胃如釜，命火如薪，朝食午化，午食暮化，胃中之热，何异大烹之鼎。食入呕吐，火力不足可知，益火之源，以消阴翳。前贤大法，仿以为治。

金匮肾气丸（煎剂）

胃虚中阳不运，脾虚传化失常，食入停中不运，朝食暮吐，午后脘痛气响，转矢则舒。由七情郁结，思虑损伤。补中益气，升健中阳虽好，不若归脾加减，兼养心脾为妙。早服金匮肾气丸三钱。

归脾汤

归脾汤养心脾以舒郁，肾气丸益肾火以升阳，服后颇合机宜。脘痛渐平，食入不吐。《经》以忧惧则伤心，思虑劳倦则伤脾。心不受病，患移相火，脾为中土，非火不生，脾伤不运，郁壅脘痛，郁火与阴霾搏击有声，故贲响腹胀。益火之源，以消阴翳，斡旋中土，以畅诸经。仍宜恬淡无为，以舒神志。仍服肾气丸三钱。

人参　冬术　炙草　当归　枣仁　远志　炮姜　肉豆蔻　青皮　木香　南枣　煎水叠丸。

纳食主胃，运化主脾，脾升则健，胃降则和。胃阳不足，不能纳食，脾阴不足，不能运食。阳赖肾火以煦和，阴赖肾水以濡润，皆真气为之斡旋。丙虚不能生戊土，丁虚不能生己土。壬虚盗气于庚金，癸虚窃气于辛金。金伤则治节传送失常，土困则升降转输失职，以故食入反出，补中益气，助春生之气，以苏中土，可谓详而细矣。第三阳从地而起，方能渐入春和，相火从肾而升，庶可以消阴翳。是宜益火之源，以求其本，使阳升于下，令阴精上蒸，则融和之气充满中州，脾胃自然强健，每朝仍服补中益气丸。

附桂八味加菟丝子、枸杞子、鹿角胶、苁蓉，蜜丸，早、晚服四钱。

食入反吐，脾胃失其健运之机，清阳无以展舒，浊阴上僭，升降失司，否象已见。拟归脾、理中，一助坤顺，一法乾健。

人参　冬术　炙草　炮姜　归身　黄芪　木香　茯苓　枣仁　远志

玉太仆曰：内格呕逆，食不能入，是有火也。食入反出，是无火也。肾火不宣，胃之阴阳不健，传化失常，食入则吐。食入于胃，赖肾火中阳腐也，丙虚不能生戊土，丁虚不能生己土，脾虚不运，胃府津液为浊，胸中泛泛不安，饮食进而反出，因循怠治，冀望自瘥，反复相仍，病情转剧，将近半载。前哲以朝食暮吐，属相火下亏，食入随吐，属胃阳中弱。至于竟夕无寐，小便频数，乃胃不和、则卧不安，中气不足，溲便为之变。今食入随吐，当先理胃阳为急。拟治中汤合神香散，建中宣火，是否候酌。

人参　炙草　泽泻　青皮　白蔻　白术　干姜　橘红　丁香

复诊　饮食较进，呕吐亦退，腹内知饥，饥不欲食，食入即胀，得后与气，则快然如衰。此胃阳未复，脾阴亦亏，脉来胃少弦多，爰以归脾汤加减。

归脾汤去黄芪，加半夏。

三诊　《上古天真论》曰：饮食有节，起居有常。李东垣曰：饮食不节，起居不时，脾胃受伤。王节斋曰：胃阳主气，脾阴主血，胃司受纳，脾司运化，一纳一运，化生精气，津液上升，糟粕下降，斯无疾矣。症本辛苦劳烦过度，起居饮食失宜，五志违和，七情不节，致伤脾胃，传化失常。脾胃为中土之脏，仓廪之官，容受水谷，有坤顺之德，化生气血，有乾健之功。若使胃强脾健，何反胃呕吐之有。中土既伤，化机失职，饮食少思，食入反出，延绵数月，反复相因，病势益甚，竟成反胃。胃者卫之源，脾乃营之本。胃虚，卫失外护则寒。脾虚，营失中守则热。故寒热往来如疟，与外感六淫有间。前服崔氏八味汤，益火生土不效，盖非相火衰微，乃抑郁不舒，致火不宣扬，不能温土，非相火亏虚，不能生土可比。且南方卑湿，中土常亏。现在湿土司令，中阳亦困，湿郁生痰，痰饮不化。四进治中汤合神香散，理胃阳以开郁而生火，食入不吐，四肢微热，乃胃阳来复之征。三投归脾法，益脾阴以渗湿而祛痰，腹内知饥，食入不胀，乃脾阴渐生之兆。岐伯曰：治病必求其本。症本戊己受伤，法当专培中土。胃强则食进而呕吐自止，脾健则痰清而化机守职，诸恙不治而自除矣。拟早服胃爱散，晚服健脾丸，一助坤顺，一法乾健，胃爱散去黄芪加陈皮。

　　人参　茯苓　於术　甘草　陈皮　丁香　豆蔻　干姜　为极细末，早服三钱，以冰糖一钱，和开水调下。

　　《医统》大健脾丸去黄连、枳实，加当归、远志、枣仁。

　　人参　白术　茯苓　半夏　远生稻　蔻仁　木香　当归　远志　枣仁　青皮　陈皮　山楂　荷叶　陈米煎水泛丸。

　　王冰曰：病呕而吐，食入反出，是无火也。相火不足，中土受亏，土虚不能载木，肝病传脾。值春木上升之令，复食生冷伤胃，脾阳愈亏，不能运化精微，胁痛吞酸，食入反吐。前哲谓朝食午化，午食暮化，胃中阳热，无异大烹之鼎。食不能化，火力不足可知。益火之源，以消阴翳，上病下取，最是良谋。仍以益火之本。

　　附子　炮姜　冬术　人参　灸草　茯苓　当归　生地　杞子　苁蓉

肾乃先天纳气藏精之穴，脾属后天资生化育之枢。先天精亏，频年产育过多，水枯木燥，肝木转取汲于胃，胃取汲于脾，脾胃输津液于肝，久则不能相继，而反为木克矣。滋水清肝，补精纳气，实为正治。故滋阴清降，似乎有效，后天薄弱者，滋降岂能久服。今拟欲求稳当，莫如滋水涵木，扶土柔肝，则先天后天，皆得其治，土气不为木制矣。据愚见，治病用药，须要中正和平，方能胃气无损，倘胃气一虚，则五脏无养，诸病蜂起。故曰：胃气治，则诸病不生，胃气弱，则诸邪辐凑是也。苦辛降逆，只可暂制肝气之怒盛，呕止痛平，即宜补肾和胃，方无掣肘之弊。脉来沉弦涩兼，由肝郁不舒，少腹痛，气逆直冲于胃，气不下趋，反胃之症，宜和中抑木法。

冬术土炒　半夏　炙草　茯苓　白芍　陈皮　当归　蔻仁　木香　荔枝核

《经》云：曲直作酸。酸者，肝之味也。肝气怫郁，上升扰胃，致胸痞气逆，吞酸呕吐。昨进泄肝和胃，似合机宜。原方进治。

原方加煨姜、益智仁。

肝邪横逆，经络胀痛不堪，呕吐酸苦，兼蛔上溢，缘痛久胃气空虚，求嗜而出。理中安蛔，合左金疏肝法。

左金丸加茯苓、玄胡、白术、石决、砂仁、半夏、陈皮、青皮、蒌皮。

无故嗳气不止，仿旋覆代赭法。

党参　熟地　赭石　一剂而愈。

抑郁不舒，土衰木团，食入即呕，脉左寸关数，肝木乘土，急宜清降。

左金丸加苡米、半夏、代赭石、山栀、姜、竹茹。

脉来六部弦劲，朝食暮吐，完谷不化。

首乌　益智仁　灶心土　火麻仁　代赭石　半夏
牛膝　车前　桂心　茯苓　茅术

诸　虫

胃虚肝乘，纳谷则呕，甚则吐蛔，通补阳明，开泄厥阴。

党参　吴萸　乌梅　半夏　茯苓　黄连姜汁炒　姜汁冲入。

蛔厥作痛，呕泻俱出，皆缘平素劳郁，多怒伤肝，思虑伤脾，脾气日损，胃气日亏，饮食少进，遂致湿蒸热郁生虫。脉来弦数。乌梅汤加味。

乌梅　半夏　细青皮　枳壳　白术　川楝子　茅术
川朴　楝树根　吴萸　煨姜

又甘草粉一两，铅粉炒黄五钱，白蜜汤调服。早服粉蜜汤，晚服乌梅汤。

脉来弦细少神，气血已衰，食少胸腹作痛，有时呕涩，脾胃两败，和中合养营治法。

　　冬术　干姜　益智　砂仁　陈皮　香附　丹参　当归　吴萸　半夏　枣

　　虫以湿土为窠，旧法燥湿健脾以化之，乃治虫通套法也。然有五脏形状之异，寸白与扁虫不同，寸白无妨，扁虫则类马蝗，能大能小，尖嘴秃尾，接续可长数尺，与寸白类害人甚速。惟养肾元，先杜其布子之患。每早服黑锡灰丸三钱。

　　熟地　黄精　茯苓　白术　黄柏　川楝子　附片　乌梅　榧子　萹蓄　茴香　净黄土煎汤代水。

　　脏气实者，虫无以生，虫之生者，脏气虚也。症本肾虚于下，木失敷荣，木乘土位，脾困于中，湿蕴生热，化生蛔虫，虫食脂膏，痛如锥刺，时作时止，脉反浮洪，痛甚颜青唇赤，是虫之明验也。治宜固肾扶土为主，追虫渗湿佐之。

　　生地　东洋参　冬术　当归　茯苓　川椒仁　黄柏　荔枝核　木香　使君子　山药　白芜荑　水泛丸。

　　肝邪横逆，胸膈胀痛，呕吐苦酸，兼吐蛔虫。病缘胃虚趁嗜而出，理中安蛔，参入左金疏肝。前年经治已愈，今因半产早劳，兼之平素多郁，最伤脾胃，胃虚肝乘，纳食则呕，脘中板硬如拳，是中虚气滞凝结。诊脉沉细，形神皆衰，棘手重症，勉方候酌。

　　桂心　干姜　砂仁　白芥　白术　陈皮　半夏　白芍　木香　海蜇皮　荸荠

　　服药以来，痛胀未发，不发则已，发则霎时令人不可受，痛止则如平人一样。《经》以五行之速，莫逾风火，郁火郁风，气滞湿滞生虫。此虫不杀，此风不可散，此火不可凉，郁自不可补，亦不可破。调冲任，利阳明，气血融和，不治痛而痛自解，不调经而经自调。玩味诸家化裁之妙，全在圆机活泼，不可拘泥成方，徒事止痛，愈吃愈虚。拟方质之明哲。

　　七制香附　茯苓　归身　会皮　生广木香　金铃子　酒炒白芍　醋炒柴胡　冬瓜子　苦胡芦巴　甘草

心　腹　痛

　　疟后脾肾两伤，腹痛心慌，神疲食减，呕恶酸水，平明虚热，溲色清澄，头中一钱痛至尾闾。目中眩花，三阴不足，阴湿凝结。拟桂附八味加减。

　　附子　油桂　炮姜　姜夏　广皮　淮药　熟地　黄肉　泽泻　丹皮　茯苓

　　脉象沉弦，气郁肝伤，土为木侮。肝病善痛。已历多年，不耐烦劳，形容憔悴，血不华色，心脾营损。养心脾以和肝胃。

　　东洋参　归身　白芍　枣仁　炙草　焦冬术　广皮　茯苓　远志　木香

　　进养心脾以和肝胃，痛稍安，容色渐转，既获效机，依方进步。

　　前方加熟地、油桂、桂圆肉。

腹痛已平，饮食已进，夜来安寐，脉形神色俱起，不宜烦劳动怒，原方加减。

熟地　东洋参　白芍　远志　杞子　炙草　冬术　归身　茯苓　木香　枣仁

寒滞互结中焦，胃脘当心而痛。

藿香　附片　香附　广皮　炮姜　川朴　木香　枳实

忧悲不解，二气潜消，血由忧煎，气随悲减，不能营养心脾，胸腹痛无定止。

熟地　归身　五灵脂　蒲黄　炮姜　炙草

积劳积损，五内受伤，气血虚寒，心脾失养，胸胁隐痛，痛甚心慌，按之痛缓。法当温养。

东洋参　枣仁　远志　茯苓　炮姜　煨木香　冬术　归身　炙甘草

拒按为实，可按为虚。脘痛按之稍缓，由忧思不遂所致，乃气血双亏，不能营养心脾。法当温补。

东洋参　冬术　煨木香　茯苓　陈皮　归身　远志　炙草　枣仁　姜枣

痛不拒按，得食即缓，因多劳伤力，饥饱失时所致。营络胃阳俱虚，宜温通甘缓。

党参　桂枝　生姜　云苓　炙草　大枣

肝郁乘脾，中伤气痛，饮食少进，食入则吐，脉来细数无神，久延有虚劳之虑。《经》以怒为肝志，木郁达之。然草木功能，难与性情争胜，使悲怒不戒，终无济也。

孩儿参　冬术　炙草　橘皮　归身　白芍　茯苓
佩兰　郁金　蜜水为丸。

病原已载前方。第脘痛甚则发寒，肢尖面目不可以
当风，此属气闭不能营敷四末，上走清空，非真虚也。
服理气之剂，佐以山栀清气郁之火，病势随愈，呕吐亦
平，饮食亦进，脉数亦缓。症本木乘土位，中伤气郁，
化火伤阴。不宜烦劳动怒。肝病治脾，前医良法。拟六
君加减。运中枢以畅清阳为主。

孩儿参　茯苓　白术　炙草　橘红　青皮　木香
沉香　佩兰　当归　白芍　远志　蜜水为丸。

肝郁气痛，痰多作嗽。肺有伏风，值秋燥行令，自
得其位，乌足虑也。

茯苓　苏梗　半夏　广皮　杏仁　甘草　当归　白
芍

气痛竟止，痰嗽未平，咽痛似伤，非喉痹也。乃阴
亏火燥，肺有伏风，仍以清肃肺胃。

前方去白芍加牛蒡子、蛤粉炒阿胶。

痰嗽稍平，脘痛复作，按之则痛缓，可缓为虚也。
《经》以脾络布于胸中，肺脉环循胃口。症本木旺中
虚，土不生金，风伏于肺，气机不展，痛则不通，不可
拘肝无补法之说。通则不痛，通者，宣和也，非必通利
也，补亦可通也。益水生木，培土生金，展气化，宣伏
风主治。

熟地　人参　霞天曲　广皮　枣仁　炙草　茯苓
於术　当归　炒白芍　半夏　远志　桂枝　蛤粉炒阿胶
陈米煎汤　代水泛丸（甲子拟方）。

服丸徐治，入冬以来，脘痛时作时止，痰嗽或减或
增，饮食较进，细数之脉未起。肺胃双亏，伏风未尽，
肾病当愈于冬，自得其位而起，不愈者，以水旺于冬，
而冬水反涸，得润下之金体，而少升生之气故也。水冷
金寒，肺有伏风，外风易感，同气相求也。必使里气融
和，方克有济，暂从温散。

熟地　当归　蜜炙麻黄　杏仁　半夏　炮姜　细辛
五味　桔梗　苏梗　茯苓　甘草

乙丑五月，诊脉仍细数，素本阴亏，木不条达，克
制中胃。中伤络损，气失冲和，肝郁则痛，胃伤则呕。
阳明之气，下行为顺，太阴之气，上升则和。《经》以
六经为川，肠胃为海，以通为主。五六日一更衣，阴液
不濡，肠胃燥结可知。香燥开胃，非所宜也。当润燥生
阴，佐和中胃。

熟地　人参　苁蓉　当归　阿胶　牛膝　橘红　白
蜜

润燥生阴，佐和中胃，服后痛呕俱平，惟胸次不
畅，大便未解。阳明传送失职，太阴滞结不行，皆缘阴
液有亏也。不必强行伤气，照原方加郁李仁五钱。

大便已解，腑气已通，症本阴亏。当从缓治。盖阴
无骤补之法，仍以甲子所拟丸方调治。逢节气以人参汤

送下。

丙寅二月　诊脉细数如初，饮食较前略进，形神渐振，痛呕并作，举发渐稀。症本阴亏不敛，克制中胃，胃不冲和，传化失职，津凝为饮，液结成痰。肝为起痛之源，胃为传病之所。脾络布于胸中，肺脉环循胃口。中虚清气不展，阴霾上翳，否象呈焉。七方中甘缓最为妥协，服三五剂后，仍以甲子所拟丸方调治。

归脾汤去桂圆加姜、枣。

肝阴不敛，肾阴不滋，健运失常，中伤饮聚，痛呕并见，屡发不瘳。肾伤窃气于肺，肝病必传于脾，肾气通于胃脾，络布于胸，络脉通调则不痛，胃气强健则无痰。治病必求其本，滋苗必灌其根。如不培养真元，徒以痛无补法，执定呆理，安望成功？数载以来，病势退而复进，脉体和而又否者，病势深而少静定之力也。盖阴无骤补之法，且草木功能，难与性情争胜。金为水母，水出高源，谨拟补肾生阴为主，清金益肺辅之。俾金水相生，从虚则补母之法，乃经旨化裁之妙，非杜撰也。

熟地黄汤加阿胶、天麦冬、苁蓉、沙参、霞天曲，为末，水泛丸，逢节参汤下。

肝气逆行犯胃，痛呕不能纳谷，议归芍二陈，两和肝胃。

当归　白芍　广皮　半夏　茯苓　甘草　姜　枣

痛呕未平，大便且闭，木反侮金，胃病传肺，肺与大肠相为表里，肺气下行，传送守职，大便自解。通则不痛，得大便宣通，痛呕方能平复。仍以二陈加味。

二陈汤加杏仁、郁李仁、柏子仁、当归、牛膝、蜜。

气虚不能传送，液耗不能濡润。气主煦之，血主濡之。肾司二阴，胃司九窍，肾水承制五火，肺金运行诸气。气液不足濡润。肝阳木旺，中伤转输失职，血燥液干，故大便不解，痛呕不舒，通夕不寐。拟生脉散，行肺金之治节，滋肾水之源流，冀其清肃令行，肝胃自治。症不拘方，因人而使，运用之妙，存乎一心。公议如是，敬呈钧鉴。

生脉散加白蜜。

昨进生脉散，夜得少寐。今仍痛呕。虽体气素旺，然病将三月之久，脾胃已困，肝阳独旺。肝在声为呼，胃气愈逆，不能饮食，转输愈钝，大便不行。肝为刚脏，非柔不和，胃为仓廪，非谷不养。肝气郁极化火，火灼阴液为痰，痰凝气结，幻生实象，非食积壅滞可下也。公议仍以生脉散合大半夏汤。

痛呕不止，饮食不进，大便不解，总由水不济火，火灼液耗，两阳合明之气，未能和洽，故上不入，下不出，中脘呕不舒也。此时惟宜壮水清金，两和肝胃。木欲实，金以平之，肝苦急，甘以缓之。水能生木，土能安木，肝和则胃开纳谷，胃开则安寐便解，此不治痛，不通便，而通便止痛之法在其中矣。仍以生脉散合

《金匮》大半夏汤，加甘麦大枣法。

　　人参　麦冬　五味　半夏　小麦　甘草　大枣　甘澜水煎。

　　腑气虽通未畅，脏气未和，痛尚未止，总由肝气横逆。夫肝属木，赖肾水滋营，不思食者，胃阳不展，土受木制故也。胃为阳土，得阴始和，究其原委，皆由平昔肝阳灼炽，耗损肾阴，以致水亏于下，莫能制火，火性上炎，与诸阳相牵为患。王道之法，惟有壮水之主，以镇阳光。俾水能济火，则肝自平，胃自和，痛自止矣。

　　六味合生脉散加黑枣、黄粟米、蜜，甘澜水煎。

　　木喜条达，郁则侮土，性藉水济，涸则燥急。心烦口燥，母病及子，胃气由心阳而开，肝木得肾阴而养。中阳贵健旺，金令宜清肃，大便通，大肠之气已顺，痛呕止，阳明之气已和。惟是胃气不开，尚不思食，乃病久气馁中伤，胃不清和，阴液未能遽复。养肝和胃，益气生津，俾二气各守其乡，庶免变生之患。

　　六味合生脉散加牛膝。

　　肝制中胃，不能纳谷，大便复闭。稽核各家，并无攻下成法。据《医通》中或问大便不通，暂服通剂可否？乃曰：病非伤寒痢疾症，岂可下乎！虽然取快一时，来日闭结更甚。致令阴亏于下，阳结于上，燥槁日甚，三阳结病，势在必然。《经》以北方黑色，入通于肾，开窍于二阴，肾恶燥，喜辛润，为五液之长，阴液

足，则大便如常，阴液衰，则大便燥结。高年血燥阴
亏，每有是疾。《经》云：肝木太过，则令人善怒，不
及则令人胸痛引背，下则两胁胀痛，痛久伤气，气伤阴
亏，火燥便结，肠胃气滞，外似实象，内系枯燥。所谓
大虚似实，虚极反似实象也。转瞬木令司权，中枢益
困，急宜养阴涵木，子母相生，俾春生之气，萃于一
身，自能勿药有喜。

六味去丹皮、泽泻，加人参、麦冬、五味、当归、
牛膝、枸杞、蜜水为丸，朝晚服三钱。

昔肥今瘦，神疲食减，胸痞作痛，曲直作酸，痰饮
作呕。中虚木侮，传化失常，宜治中宜补。

洋参　於术　炙草　炮姜　橘红　青皮　豆蔻　木
香　半夏

冲任并损，脾肾两亏，壮年产育过多，精血不足营
养心脾，心脉循胸出胁，肝虚不能为胃行其津液，凝滞
成痰，随气流行，乘虚而进，先犯心脾之络，是以胃脘
当心而痛，横侵胁肋，攻冲背臂，膨胀有声，时作时
止，乃痰饮之征。夫气血犹源泉也，盛则流畅，畅则流
通，少则凝涩则不通，不通则痛。无急暴之势，惟连绵
不已，虚病不卜可知。用药大旨，培补脾肾，以资冲任
精血之本，宣通脉络，以治痰饮之标。拟丹溪白螺丸，
合景岳大营煎加减。

熟地　当归　茯苓　白术　杞子　白螺壳　胆星
橘红　半夏　草蔻　五灵脂　没药　水泛为丸。

大营煎以养血，白螺丸之祛痰。营血渐生，宿痰渐化，脉络通调，病何由作？精血充满，痰无以生。痛止年余，近又复作，此精血未能充满，痰饮犹存，蔽障经中，气为之阻。自述痛时小溲如淋，乃痰隔中州，升降失司之据。养阴宣络，古之成法，药合机宜，原方增减。

熟地　当归　洋参　益智　陈皮　半夏　草果　山栀　姜黄　延胡　白螺壳　甘草　姜、枣煎汤泛丸。

积食停寒，脘痛如刺。

藿香　木香　陈皮　枳壳　乌药　厚朴　香附　炮姜

胃脘当心而痛，痛则水泻，脉滑而弦，舌有黄苔，胸次不舒，不思饮食，积食停饮阻隔，阴阳升降失司。和气平胃，以展清阳主治。

干姜　冬术　木香　茯苓　草蔻　延胡　枳实　厚朴　泽泻

客秋脘痛，心中愦愦莫能自主，服黄连二剂稍好。现在大痛不止，痛时胸次气郁如焚，贯膈冲咽，痰塞咽喉，咯咽不去，午后尤甚。头眩形神不振，饮食少进，脉来弦数，五志不伸，肝火犯中，土为木侮，以苦泄辛开法调之。左金戊己本好，先以泻心法，服后再议。

川连　黄芩　半夏　甘草　炮姜　人参　大枣

年甫廿三，胃痛八载，呕吐吞酸，脉象沉潜无力。中阳不健，胃寒积饮，拟苓桂术甘汤加味。

茯苓　冬术　桂枝　白蔻　半夏　姜

当脐作痛，痛时作呕作胀，已历多年。肾火不足，积寒为患。每朝服金匮肾气丸。

积食停寒，脘痛如刺，上焦不行，下脘不通，俗名心痛，吐之则愈。《经》云：在高者，引而越之。病在胸膈之上为高，越之为吐。拟二陈汤加莱菔子探吐。

胸次胀痛如锥，心烦消渴饮冷，热郁上焦，宜先清降。

二陈汤加黄芩、山栀。

脉滑数，小腹痛如针刺，大便坚，溲混赤，火郁下焦，法宜清利。

赤苓　猪苓　泽泻　车前　滑石　木通　白术　甘草　山栀

脉滑数，脘痛横连胁肋，昼轻夜重。此为痰郁，宜苦泄之。第经日不食，气馁于中，不胜涌吐，暂以失笑散加味。

五灵脂　蒲黄　没药　无灰酒一杯煎服。

症延二载，曾以盛寒之令，手浸水中，因而心痛，已而复作，日以益甚。四肢者，诸阳之本，足阳明胃亦主四肢，冬时阳气在内，胃中烦热，为寒所束，化机失职，而精华津液，不归正化，互结于中，是以痛无休止。法当理气为先。

乌药　沉香　木香　人参　冬术　陈皮　炮姜　藿香　蜜水为丸。

水湿之气，直犯阳明，饮食之滞，停留中脘。邪滞搏结于中，势不两立，是以心腹撑痛，欲吐不吐，欲利不利，挥霍撩乱，莫能自主。乃干霍乱之危症。先以淡盐汤探吐，后服金不换正气散。

广皮　苍术　川朴　甘草　藿香　半夏　槟榔　草果

脉来洪数而弦，少腹痛连胸背，虚烦自汗，食入作吐，溲赤不利，便黄有沫。《内经》"痛论"十三条，寒居十一，惟二便不爽属热。今上则呕吐不安，下则二便不利，此二阳之火，蕴结不开，值经血适来，血为热所搏结，厥阴脉络愈壅，诸逆冲上，皆属于火，故食不得入。诸汗属阳明，心烦由血热。法当清理肠胃之火，直行下焦瘀血。

茯苓　泽泻　猪苓　山栀　枳壳　车前　青皮　当归

昨投药后，诸症轻减。惟少腹胀痛不舒，夜来无寐，水不制火，阳跷脉盛，阴不上承，心阳独旺，血为热所搏结不行，经水适来，热入血室。议壮水补阴为急，行血逐瘀为缓。

生地黄汤去萸肉，加当归、白芍、半夏、黄米，甘澜水煎。

血积下焦，少腹胀痛拒按，时觉上攻胸背，食饮少思，自汗心烦不寐，二便不利，症属有余。然久羔二气俱亏，不胜攻伐，先进扶正之剂，二气渐振，症势渐解，今渐进行瘀之剂。

当归　牛膝　生楂　香附　红花　桃仁　木香　青皮

少腹胀痛拒按，上攻胸背，便黑不爽，溲赤而浑，血蓄下焦已著。昨进通瘀之剂，胀痛反甚，非药不对症，乃药浅病深。况痛久正气已虚，无能斡旋药力，正治之法从缓，暂以养阴宣络主之。

当归　牛膝　茯苓　泽泻　没药　乳香　青陈皮

瘀停少腹，胀痛不舒，火在二阳，自汗不寐，血为热搏，滞涩难行，呕吐心嘈，二便不爽，症延日久，二气交亏。屡进补正通瘀之剂，症势退而复进，瘀血行而又止。盖血为热搏，干涩于中，有非气复津回，不能融化之势。今拟清轻之品，以彻二阳之火，俾胃肠清和，再议行瘀可也。

生地黄汤去荑肉、山药，加车前、牛膝、山栀、当归。

两进清轻撤火之剂，诸恙俱减。少腹胀痛，然心下反觉不快，按之则痛，时呕痰涎。恙久脾胃两亏，转输失职，不能运化精微，以致中宫不快。脾伤不能为胃行其津液，瘀结成痰作呕，胃虚不能斡其药力，流畅诸经，停瘀不散作痛。欲培脾胃，守补之剂非宜，欲散停瘀，胃弱攻剂不胜。暂以通彻阳明主之。

熟地　孩儿参　茯苓　甘草　枣仁　半夏　白归身远志

木乘土位，转化失常，清阳不升，浊阴不降，升降失司，否而不泰。脘痛如刺，呕吐痰涎，不思食物，脉来软数，已历多年，正气已亏，殊难奏效。拟补气法加补正品。

太子参　冬术　炙草　青皮　橘红　当归　白芍　草豆蔻　木香　沉香　枣仁　远志　蜜水泛丸，朝、晚服三钱。

阴虚于下，肾不养肝，木乘土位，健运失常，不能营运精微，二气源流不畅，痛则不通，是以痛呕不能纳谷。延今四载有余，春末夏初举发。今年发生在冬时，脘痛如刺，呕吐不食，呻吟不绝，几致汗脱，延绵四十余日，服药痛呕虽平，饮食难进，脉仍未起，虑其来复。以丸代煎，徐徐培养。

熟地　当归　洋参　肉桂　山药　萸肉　白芍　木香　枣仁　半夏　远志　橘红　茯苓　蜜水泛丸。

胁　痛

胁痛本属肝胆，二经之脉，皆循胁肋。素本忧劳，忧伤肺志，劳动心阳，心肺伤而肝郁。法当宣补，未可以东方气实，宜疏散治。

洋参　茯苓　冬术　当归　远志　木香　陈皮　炙草　姜　枣

肝胆气滞不舒，胁肋痛如锥刺。宜济川推气饮。

肉桂　姜黄　枳壳　甘草　姜　枣

抑郁伤肝，木乘土位，木性条达，不扬则抑，土德敦厚，不运则壅。气道不宣，中脘不快，两胁作痛。

香附　陈皮　半夏　甘草　姜　枣

暴怒伤肝，木火载血妄行清窍，胁肋胀痛，烦热脉洪。宜先泻东方之实，兼助中央之土，以杜传脾之患。

当归　青皮　陈皮　茯苓　白术　白芍　丹皮　山栀　泽泻　象贝

胁痛多年，屡发不已，延今益甚，寒热、攻补、调气、养血等剂，遍尝无效。第痛时有一条杠起，乃食积之征也。暂以丹溪保和丸主治。

保和丸　每朝、晚服三钱。

肝火内郁，胁痛二便不爽。

川连　吴萸　山栀　青黛　当归　芦荟　木香　龙胆草

肝藏诸经之血，肾司五内之精。缘少年嗜欲无度，损伤肝肾，精血两亏。精虚不能化气，血虚无以涵肝。气血犹泉流也，虚则不能流畅，凝滞不通，不致胸胁作痛，延绵不止，虚痛奚疑。法当培补气血，治其致病之本，不可泛服行气通经之品。

熟地　当归　肉桂　杜仲　牛膝　枸杞　甘草

肝胆之脉，循乎胁肋。忧思过度，致伤心脾，气血不能流贯，致令厥、少二经不利，心脉亦循胸出胁。脾伤故木不安，是以胁肋隐痛。宜先培补心脾，治其致病之源。

　　洋参　冬术　熟地　炙草　柏子仁　茯苓　当归
远志　木香　酸枣仁

腰　　痛

　　腰者，肾之府。腰间空痛，按之稍缓，能直不能
曲，病在骨也。

　　熟地　洋参　鹿角　当归　龟版　自然铜　杜仲
补骨　羊肾　胡桃　青盐　茯苓

　　腰为肾府，痛属肾虚，与膀胱相为表里。太阳挟脊
抵腰，督、带、冲、任，皆会于此。素沉酒色，肾阴本
亏，恬不知养，僭伤血脉。痛起于渐，屡发不瘳，辗转
沉痼，岁月弥深，行立不支，卧息稍缓。暴病为实，久
病为虚，在经属腑，在脏属肾。每晚服青娥丸三钱。

　　当归　洋参　苁蓉　鹿角　杜仲　补骨脂　巴戟天
淡秋石

　　腰乃身之大关节也，腰痛屡发不瘳，痛则伤胃，肾
乃胃之开关，关津不利，皆缘肾胃两亏，气血源流不
畅。目得血而能视，足得血而能步。血失营养，以致头
倾视深，步履欹斜。服健步虎潜丸寡效者，胃气不能敷
布也。拟六味、二妙，肾胃兼治，以渐图功。第以高
年，慎防倾跌。

　　六味加黄柏、苍术、蜜。

七　疝

《经》以任脉为病，男子内结七疝。冲任同源，为十二经脉之海，起于肾下，出于气街，并足阳明经，夹脐上行，至胸中而散。症因思虑烦劳，损伤中气，亏及奇经。任虚则失其担任之职，冲虚则血少不能营筋。肝主一身之筋，与肾同归一体，前阴为宗筋之会，会于气街，以故睾丸下坠，不知痛痒，名曰癞疝。前哲之法颇多，效者甚鲜。暂从中治。

补中益气去黄芪，加熟地、山药、茯苓、半夏、川芎，炼蜜为丸。

二天不振，八脉有亏，任脉不足，睾丸下坠。偏于左者，肝位也。肾气通于耳，水不济火则耳鸣，火炽阴削则精泄。脉来虚数少神，脾肾双培为主。

熟地　洋参　山药　萸肉　茯苓　橘皮　炙草　当归　木香　远志　枣仁　蜜水为丸。

冲为血海，任司胞胎，下司肝肾，上隶阳明。气血凝结，湿气郁之。服药以来，热势虽减，癥瘕未消，扶正气徐徐消化。

归尾　山栀　牛膝　糖楂　延胡　杏仁　茯苓　陈皮　茜根　苏木　千里马

心之所藏者神，肾之所藏者精。精神生于坎府，运用出于离宫。心肾两亏，小腹小块，按之不痛不移，气往上冲，每朝溏泄，精神散乱，无梦而遗。清阳在下，则生飧泄，阴不敛阳，坎离不济，火升不降，当先治心脾。冀水火有济，清升浊降，饮食如常，乃为妙也。每朝服资生丸，以助坤顺，午后服济生肾气，以法乾健。

归脾汤去黄芪，加神曲。

少腹左右有块，腹大膨胀，形削食少，乃单腹之胀。客秋产后，气血凝结，癥瘕为患。肝脾为病，病延已久，其势已深。

四制香附　青皮　肉桂　莪术　冬术　川芎　糖楂　归身　桃仁　冬瓜子

暴病在经，久病入络。通则不痛，非通利也，乃和利也。

乌药　牡蛎　干葛　甘草　当归　白芍　肉桂　陈皮

疝气九年，大如鸡卵，常发不已，发则胀大，不耐饥寒劳碌，补中益气加金铃子、橘核、枸杞、姜、枣。

丸方：金铃子　杞子　橘核　防风　青陈皮　赤芍　肉桂　茯苓　泽泻　海藻　猪苓　红糖为丸。

疝气三载，脉弦兼滑。《经》以任脉为病，内结七疝，大如鸡卵，囊大如瓜，满腹攻痛，劳则胀大作坠，肝肾不足，中气亦虚。劳者温之，损者益之。

补中益气合六味加延胡、荔枝核、橘核、金铃子。

痿　躄

久嗽不已，脉弱形瘰，两足环跳穴按之则痛，不能步履。《经》曰：肺热叶焦，则生痿躄。肺为华盖，司气化而主皮毛，譬如天之雨露不施，则万物不生，树之剥肤亡液，则枝叶必槁也。若惟知壮筋骨而治腰膝，失其旨矣。下病治上，则宜滋养肺金。

炙黄芪　北沙参　玉竹　麦冬　毛燕根　扁豆　甜杏仁　茯苓

腰为肾府，膝为筋府。盖肾脏藏精，肝脏藏血。肝肾两亏，后天生化之气，又不能充旺，血枯髓涸，以致大筋软短，小筋弛长。短则为拘，弛则为痿。腰痛脊突，足膝难行，形体日渐消瘦，症势非轻。宜乙癸同源，以充筋髓。

当归　熟地　白芍　牛膝　山药　东洋参　茯苓杜仲　毛脊　胡桃　玉竹　於术　猪脊筋

正在壮年，三阴不足，阴寒湿邪，乘虚陷入下焦，两足胫骨肿胀，腿膝酸疼，大肉渐瘦，脉象弦细微数，神疲食少，面目萎黄，气血俱亏，虑成残废。宜平补三阴，兼利湿舒络之品，缓缓调治。

炙生地　当归　山药　牛膝　龟版　苡仁　冬术独活　茯苓　木瓜　草薢　桑枝　红枣

足三阴之络，自足过膝而入腹。肝肾血液内亏，湿邪乘虚而入，腿足酸疼有年，夏令为甚。下午则酸痛益剧，阴虚邪恋经髓。当固本治标。

　　丹参　独活　萆薢　秦艽　当归　炙地　龟版　牛膝　苡仁　木瓜　桑枝　枣

　　迭进甘寒舒络，兼培气血，股腿外廉痛已渐减，而内廉大筋伸则痛，《经》云：湿热不攘，则大筋软短，短则拘挛。且汗孔不透，究系营卫不充，湿邪逗留不解。仍用前法，少佐辛温之品，直达下焦，以冀全可。

　　大熟地　全当归　牛膝　川断　甜瓜子　白芍　丝瓜络　黄柏　独活　萆薢　熟附　木瓜　桑枝

　　脉象比昨较静，惟是弦细，细为阴亏，弦为血少。肝肾血液不足，莫能流贯络中，腿足酸痛乏力，或轻或剧者，虚则善变也。拟以三阴进治。

　　生熟地　当归　党参　毛脊　冬术　川断　丝瓜络　菟丝子　杜仲　杞子　川膝　枣仁　萆薢　桑枝

　　腿有六经，内前廉属肝脾之络。筋脉扎起，屈伸则痛，酸楚乏力，筋无血养，络湿不清，即系夏令，犹须棉护，显属虚寒。法当温养。

　　熟地　党参　当归　杜仲　巴戟　柏子霜　丝瓜络　狗脊　虎骨　牛膝　冬术　萆薢　五加皮　木瓜　桑枝

　　胃为水谷之海，脾为生化之源。脾气散精，上归于肺。肺失降令，脾失转输，水谷之湿邪，聚而为痰，停蓄于中，以致中脘不舒，食少作胀。痰气上升，肺之治节无权，于是二便不畅，两足软弱难行。痿躄大症，以《经》旨治痿躄独取阳明。盖阳明主润宗筋，束骨而利机关也。当先理脾胃，佐清痰气。

半夏　茯苓　苡仁　牛膝　当归　冬瓜子　厚朴
杏仁　陈皮　款冬

四剂后，咳减胀消，二便亦畅。原方法厚朴、冬瓜子、冬花，加冬术、独活、川断。服四帖，足渐有力。惟脾肺湿痰，未能尽净，前方去杏仁、苡仁加料豆。

三　消

阴虚有二，有阴中之火虚，有阴中之水虚。水火同居一窟，肾脏主之。阳不化气，水精不布，水不得火，有降无升，直入膀胱，饮一溲二，名曰肾消。经载不治，拟方挽之。是否候酌。

附桂八味加巴戟、苁蓉、石斛、远志、菖蒲、五味子、麦冬。

《经》以二阳结，谓之消。谓手足阳明，胃与大肠经也。胃乃水谷之海，大肠为传送之官，二经热结，则运纳倍常，传送失度。故善消水谷，不为肌肤，名曰中消，诚危症也。谨防疽发。

生地　生石膏　木通　牛膝　知母　麦冬　生草
滑石

岐伯曰：五气上溢，名曰脾瘅。夫五味入口，藏于胃，脾为之行其精气。津液在脾，故令人口甘也。此肥美之所发也。肥者令人内热，甘者令人中满，故其气上溢，转为消渴。治之以兰，除陈气也。

　　佩兰　知母　黄柏　天花粉　西洋参　麦冬　五味
升麻　生地汁　生藕汁

　　善食而瘦，名曰食消，亦名中消。热结阳明胃轻，防其疽发。拟知柏八味加减主之。

　　知柏八味丸去萸肉，加草薢。

　　大渴引饮，舌裂唇焦，火灼金伤，津液枯涸，能食脉软，此属上消，亦名膈消。谨防发背。白虎加人参汤。

　　知母　生石膏　甘草　人参　粳米

　　善渴为上消，属肺，善饥为中消，属胃。饥渴交加，肺胃俱病。肺主上焦，胃主中焦，此由中焦胃火上炎，上焦肺金失其清肃，津液为之枯槁，欲得外水相救，故大渴引饮。阳明主肌肉，多食而瘦削日加，乃水谷精华，不归正化，故善食而瘦，阳明症也。《经》言亢则害，承乃制。拟白虎汤主之。

　　《经》以二阳结，谓之消，有上、中、下之别也。下消者，小溲如膏如淋，浑浊者是也。良由过用神思，扰动五志之火，消灼真阴，精血脂膏津液，假道膀胱溺器而出，故小溲如膏如淋。五内失其营养，一身失其灌溉，日消月缩，殊为可虑。拟两仪加味，以滋肺肾之源，取金水相生之意。第草木功能，难与性情争胜，更宜屏除尖绊，恬淡虚无，俾太和之气，聚于一身，自能勿药有喜。

　　生地　东洋参　天冬　麦冬　南沙参　牛膝　归身羚羊角　秋石　熬膏

　　消渴已止，眠食俱安。痰嗽未平，胸腹仍胀，乃木火余威，木击金鸣，火灼金伤故也。曾经产后，经前作痛，于兹七载，尚未妊育，女子八脉有亏。现在经闭二月有余，脉象细数无力，非胎候也。有虚劳之虑。宜静补其阴。

　　天麦冬　生熟地　冬术　龟版　儿参　女贞　玉竹熬膏

　　脉来软数无力，症本阴液有亏，五志过极，俱从火化，万物遇火则消，必先荡涤积热，然后补阴，否则得补而愈炽。服泻心汤五剂，火势已杀，宜补真阴。

　　知柏八味去萸肉，加山栀、龟版，为丸。

阴　痿

　　精也者，神依之如鱼得水，气依之如雾覆渊。先天氤氲而无形，后天有形而可见。男女媾精，万物化生，得自然之气，生子必寿。养先天，炼后天，水升火降，则为和会，见欣欣之举，自然入彀。不可徒事助阳，燥热竭阴，致有偏亢之弊。非徒无益，而反害之。

　　鲤鱼子　洋参　枸杞　鹿角胶　熟地　山药　胡桃

黄鱼胶　於术　苁蓉　覆盆子　菟肉　芡实　菟丝　巴戟　益智　茯神　桑椹　车前　橘皮　水泛丸。

　　思为脾志，心主藏神，神思过用，病所由生。心为君主之官，端拱无为，相火代心司职，曲运神机，摇动相火，载血上行，下为遗泄。因循怠治，病势转深，更增虚阳上越，眩晕等症。诸风掉眩，皆属于肝，面色戴阳，肾虚故也。不能久立久坐者，肝主筋，肾主骨，不足以滋养筋骨也，眼花耳鸣者，肾气通于耳，肝开窍于目，水弱不能上升于耳，血少不能归明于目也。胸背间隐痛如裂者，二气无能流贯，脉络不通也。呕吐黄绿水者，肝色青，脾色黄，青黄合色则绿，乃木乘土位之征也。前阴为宗筋之会，会于气街，而阳明为之长，心脾不足，冲脉不充，宗筋不振，阴缩不兴。滋阴降火，苦坚之法，最是良谋。惜少以通济塞之品，以故无效。不受温补热塞之剂者，盖壮年非相火真衰，乃抑郁致火不宣扬。膻中阴瞑，离火不振也。相火不足，治宜益火之源，以消阴翳。相火不宣，则宜斡旋中气，以畅诸经。譬如盛火蔽障，微透风，则翕然而起矣。

生地　东洋参　冬术　甘草　木香　沉香　琥珀　归身　枣仁　远志　茯苓　元参　黄柏　蜜为丸。

　　阳事不举，举而不坚，精不充实，心有余而力不足。养阴中之阳，清神中之气，气来生阴，自能入彀。

菟丝子　熟地　苁蓉　芡实　燕根　鹿尾　鳇鱼胶　桂圆　柏子仁　远志　茯苓　车前　牡蛎　桑椹　枸杞

玉竹

以上十四味研末，以桂圆、鳔鱼胶煎水泛丸。淡菜汤下。

九九方　蛇床子　覆盆子　枸杞子　五味子　桑椹子　淫羊藿　远志肉　桑螵蛸　大活虾　如无活虾，用雄鸡肝亦可。

遗　精

心旌上摇，火下应，意淫于外，精滑于内。精伤无以化气，气虚无以化神，形神慵倦，肢体无力，阴不敛阳，浮火时升，寐来口燥，间有妄梦，证属阴亏。

熟地黄汤加石莲子、女贞子、旱莲草。

心主藏神，肾主藏精，神伤于上，精滑于下，五日一遗者，非独心肾不交，中土大亏之明验也。五为土之生数，生气不固，殊属不宜。

熟地　洋参　白术　茯苓　甘草　归身　黄芪　远志　枣仁　水泛为丸。

肝主疏泄，肾主封藏。二经俱有相火，其系上属于心。心为君火，心有所动，则相火翕然而起，此遗泄之所由来也。宜先服妙香散，安神秘精。

龙骨　赤苓　丹砂　洋参　茯神　远志　益智　甘草为末，服二钱，温酒调下。

病源已载前方。惟心肾不交，缘少年阴精不固，真阳失守，目有所睹，心有所慕，意有所乐，欲想方兴，不遂其求所致。盖心有所爱，则神不归，意有所想，则志不定。心藏神，肾藏志，脾藏意，志意不和，遂致三阳否隔，此心肾不交之本末也。二十余年，病多变态，近服归脾获效，是求末之功，岂泛治所能瘳也。心肾不能自交，必谋中土。拟媒合黄婆，以交婴姹法。

　　东洋参　黄芪　於术　炙草　木香　枣仁　归身　远志　益智　桂圆肉煎水泛丸。

　　精之藏制在肾，精之主宰则在心，肾精之蓄泄，听命于心君，心为君火，肾为相火。君火上摇，相火下应，二火相煽，消烁真阴，情动于中，莫能自主。肾欲静而心不宁，心欲清而火不息，致令婴姹不交，夜多妄梦，精关不固，随感而遗，反复相仍，二十余年。前进媒合黄婆，以交婴姹。数月以来，颇为获效。第病深药浅，犹虑难复，仍加意调养，通志意以御精神，宣抑郁以舒魂魄，方克全济。

　　熟地　东洋参　茯苓　菟丝子　山药　石莲子　黄芪　白芍　远志　枣仁　粉糊丸。

　　思为脾志，实系于心，神思妄动，暗吸肾阴。肾之阴亏，则精不藏，肝之阳强，则气不固。心思不静，遗泄频仍。古云：有梦治心，无梦治肾。治肾宜固，治心宜清，持心息虑，扫去尘情。每朝仍服水陆二仙丹。

　　熟地　东洋参　茯苓　五味　柏子仁　枣仁　远志　桑螵蛸　当归　元参　丹参　菖蒲

《经》云：肾主藏精，受五脏六腑之精而藏之，不独专主于肾也，当察四属，以求其旨。吟诵不倦，深霄不寐，寐则梦遗，形神日羸，饮食少思，脉来细数，此属血耗心虚，神不摄精，水不济火，肾不交心，非郁思不遂者可比。心不受病，当从厥阴胞络论治。

生地　辰砂　枣仁　茯苓　远志　归身　洋参　犀角　胡连　川连

肾受五脏六腑之精而藏之，源源而来，用宜有节。精固则生化出于自然，脏腑皆赖其营养，精亏则五内互相克制，诸病之所由生。素体先天不足，中年后复为遗泄所戕，继之心虚白浊，加以过劳神思，以致心肾乖违，精关不固，精不化气，气不归精，渐成羸疾，《经》以精食气，形食味，味归气，气归精，精归化。欲补无形之气，须益有形之精；欲补有形之精，须益无形之气。此形气有无之象也。今拟气味俱厚之品，味厚补坎，气厚填离，冀其坎离相济，心肾交通，方克有济。

熟地　麦冬　枸杞　黄精　五味　河车　冬术　覆盆子　菟丝子　东洋参　黄鱼胶　枣仁　沉香　鹿胶　龟胶　丹参　蜜丸。

年甫廿四，两天皆虚，纳谷不丰。去冬劳感咳嗽愈后，频频走泄，或有梦，或无梦，有梦治心，无梦治肾。有时心悸，体倦食少，劳心耗肾，心肾两亏，脉不宁静，心相火旺。阴虚精遗于下，阳虚热冒于上，心肾不交，水不济火。暂宜变化地黄汤。

地黄汤加蜜楂　夜交藤　淡菜

走泄频频，精关不固，俗曰漏精。《经》曰下消。阴精上蒸者寿，阳虚下陷者危。虚阳无根，真元失守，血不化精，精不化气，阴无气化，阳无阴敛，浮火时升。人身之阴，难成而易亏，补阴不易，补阳尤难。天地造化之机，无非静养。《文选》云：石韫玉而山辉，水含珠而川媚。悟得保精之道，亦可却病延年。三十封髓，水陆二仙，皆是妙方。树皮草根，无非领袖补偏救弊之意。全服补气，未必尽善。未尝无药，[①]益水之源，固肾之关，亦是良法。

三才封髓合水陆二仙去人参，加海螵蛸、生地、洋参、猪溺器[②]。

心为主宰，肾为根本，精神生于坎府，运动应乎离宫。曲运神机，劳伤乎心，心肾过用，暗吸真阴。劳心倍于劳肾，不拘乎酒色也。况先天薄弱，加之操劳，有未老先衰之象。不可不早为培养，冀生生之妙。

酒蒸熟地　鳔鱼胶　党参　於术　木香　茯苓　炙黄芪　菟丝子　归身　山药　枣仁　炙草　远志

如法为末，熟地杵饼，晒干研细和匀，用桂圆肉、枸杞熬膏为丸。每朝开水下二钱。夏用盐汤下。

脉象虚数，两天不足，水亏于下，火炎于上，午后

---

① 有本作补字。
② 即猪膀胱。

渴饮，肺胃阴伤，大便结，小便频，常多梦泄，能食不能充养形骸，壮其气血，水不济火，谨防消渴而变三阳结病。速当息虑宁神，撇去尘绊，静养调摄，水升火降，心得太和之气，服药方克有济。

生熟地　天麦冬　山药　鲜莲子　钗石斛　北沙参茯神　藕

肺司百脉之气，肾纳五内之精。肺肾俱亏，精气不相营运，精不化气，气不归精，无故精滑，自不能禁。脉来软数无力，法当温固三阴，议丹溪九龙丸加参术。

熟地　黄肉　杞子　归身　茯苓　芡实　金樱子石莲肉　人参　於术　为末，山药糊丸。

操劳过度，致损肝脾。脾主中州，肝司疏泄。中气不足，溲便为之变。肝为罢极之本，每值劳动，辄觉筋力有所不胜，木土气弱何疑。拟归脾汤，先为实脾。

归脾汤

禀赋不足，生阳不固，阴精失守，梦泄频仍。自述实无思虑，乃先天元气薄弱，法宜温固命门。议经验秘真丹主治。

菟丝子　覆盆子　赤石脂　牡蛎　杜仲　黄肉　补骨脂　金樱子　山药　龙骨　远志　杞子　巴戟天　鹿角胶　家韭子　黄柏　柏子仁　炮姜　蜜丸。

司疏泄者，肝也。主秘藏者，肾也。二经俱有相火，火不能静，精不能藏，易于疏泄。拟经验猪肚丸，清火固精。

冬术　苦参　牡蛎

共为末，以雄猪肚洗净，煮烂为丸。

淋　浊

脉来软数无神，症本脏阴有亏。阴亏有二：有阴中之水亏，有阴中之火亏。少年真阴不固，真阳失守，肾兼水火之司。水不生木，肝病传脾，土不生金，脾伤及肺。《经》以中气不足，溲便为之变。肾开窍于二阴，肾虚则水反为湿，脾虚则土不制水，小水如膏如淋，非浊可比。宗气无根，虚里穴动。肾为先天，脾为后天，脾土之健运，赖肾水之充盈，肾中水火不能上蒸，中土何由健运，中虚不能交通心肾。

熟地　茯苓　当归　枣仁　远志　麦冬　五味　黄柏　芡实　附片　草薢　金樱　柏子仁　鹿角胶　龟版胶　煎膏。

劳心耗肾，肝不藏血，血不化精，精不化气，湿热伤阴，心火下注。溺血者，则血去不痛，有痛乃赤淋也。癃闭亦能溺血，三焦为决渎之官，水道出焉，气化则能出矣。脉来涩象，气化无权，火掩精窍，血阻溺窍。所用之方，尚在理路。

犀角地黄加藕汁　炒白芍　丹皮　茜草　木通　山漆

病势稍松，血淋已止，再用猪肾、荸荠，合小蓟、白薇、犀角法。清心保肾，清其上源，下益肾阴，以化血瘀。

　　小蓟　犀角　白薇　儿参　丹参　生地　白芍　茯神　山漆　甘草梢

　　肺为水之上源，气化不及州都，阳明湿热，下流于肾，便不能畅。湿火无从宣泄，频发作痛。血不化精，精不化气，膀胱亦不化。服药效而不效者，里气虚不能化邪也。再拟萆薢分清饮。

　　萆薢　茯苓　甘草梢　菖蒲　益智　乌药盐水炒

　　年甫十三，尚未出幼，当请专科调治。去秋小便不利，出时窍痛。今春二月，溲赤痛甚。现小便淋漓，湿热伤阴，心火下注。

　　犀角　白芍　丹皮　生地　石斛　儿参　甘草　湖莲

　　水泉不止者，膀胱不藏也。小便频数，脉来虚数，心火下注，气结阑门，由癃而变淋，火掩精窍，已服多方，先效后不效。气虚阴亏，二便齐下，约束无权。宜清心保肾。

　　犀角地黄加孩儿参　猪溺器　童便

　　血淋载余，溺管疼痛，始因苦寒伤胃，继又温补，咳嗽有痰，形神日羸，饮食日少，皮肤发热，下损于上，损及于中。脉来弦象，肾之阴亏，肝之阳强，三焦俱伤，殊属可虑。商政。

　　川石斛　太子参　北沙参　山药　熟地　茯神　麦

冬　荷叶包　老陈米　藕　梨

　　湿热伤于血分则赤，伤于气分则白，赤白并见，气血两伤。时值秋燥，热甚伤气伤阴。腑以通为调，脏以藏为补。服药以来，汗以渐敛，背脊蒸热，寤寐不宁，心肾不交，脾虚湿困。

　　茯苓　泽泻　川连酒炒　木香　当归　益元散　藕
白芍　沙参　糖楂　老陈米　新莲子

　　淋属肝胆，浊由心肾。淋浊茎如刀割刺痛，时或白浊，少腹作胀，神虚心烦，食少阴亏，抑郁湿热，结闭膀胱，气虚不化所致。久延防成劳怯。

　　生地　茯苓　乌药　归身　车前　牛膝　草薢　远志　益智　甘草梢

溲　血

　　《经》以胞移热于膀胱则癃。溺血痛与不痛有别也，不痛为溺血，痛则为淋血。先溲后血，有时停瘀溺管，令不得溲，窘迫痛楚，莫能名状，必得瘀血块先出，大如红豆者数枚，则便随之，已而复作，于兹十载。当从热入血室论治。

　　生地　木通　甘草　牛膝　犀角　丹皮　白芍　归身　地榆　黄芩　柴胡

　　素来善饮，湿甚中虚，五志不和，俱从火化，壮火食气，气不摄血，血不化精，湿热相乘，致有溺血之患。初服四苓导赤而愈，后又举发，服知柏八味，化阴中之湿热，理路甚好。未能获效者，情志所伤也。第情志中病，虽有五脏之分，总不外乎心肾。议六味养心二方加减。

生地黄汤去萸肉，加柏子仁、归身、枣仁、麦冬、洋参，蜜丸。

便　血

阳明多气多血，大肠本无血，肝藏诸经之血，赖脾以统之，中气摄之。气不摄血，渗入大肠而下。血不养肝，肝不藏血，不能受孕者，血海空虚也。生产之后，血不归经，气不归窟，形丰脉虚，外强中干。养心脾，以和肝胃。

洋参　生地　於术　茯神　炙草　远志　当归　白芍　枣仁　阿胶　木香

心主血，肝藏血，脾统血，气摄血。湿热肠风，血随经下，常发常止，地黄汤加生地、槐米、白芍、芥炭。

阴络伤则便血。粪前血，近血也；粪后血，远血也。湿热伤阴，中气虚也。

补中益气加生地、卷柏。

便血骨痛，肝脾两伤。

当归　白芍　茯苓　旱莲　荆芥炭　槐米　生地

侧柏　荷叶　白术炭

络伤便血，历十余年。精神不振，肝气病痛，心虚气短，不相接续，阳事痿顿，年甫四二，未老先衰。脉来虚软，右关弦滑，中虚肾肝胃气皆虚，阴阳并损，从阳引阴，从阴引阳，大封大固，是其法程。第营出中焦，资生于胃，阳根于地，气根于肾，当从心脾进步。精血生于谷食，脾胃振作，为资生化源之本，不必寝事于阳，见血投凉。拟黑归脾汤加减。然否？明眼裁之。

人参　熟地　茯神　枣仁　黄芪　於术　甘草　远志　龙眼肉　阿胶藕粉研冲

服十剂后，加鹿角胶、鹿角霜、炙龟版为末，以桂圆肉煎膏和丸。如胸攻作痛，以红糖汤送下。

便后血，乃远血也。血色鲜红，肛脱半时乃上，已十余年。头眩神倦，脉来软数，肾水不足，肝阴少藏，脾少统司，气无摄纳，从乎中治。议归脾举元。

熟地　洋参　茯苓　白术　当归　枣仁　远志　木香　升麻　桂圆

脉滑数，酒湿伤阴，肠风便血。

生地黄汤去萸肉，加荆芥炭、黄芩、槐花末、侧柏叶。

便血数年，先后不一，红紫相间，中带红块，腹中隐痛，脉来滑数，按之无力。三阴内亏，湿热不化，阴络受伤，脾不统血，气不摄血，渗入大肠而下。

生地　归身　阿胶　白芍　赤石脂　於术　枣仁

槐花　鲜地榆

衰年心脾气馁，肝肾阴亏，气馁不能摄血，阴亏无以制火。心主血，肝藏血，肾开窍于二阴。四经俱病，则营血失其统摄之司。血畏火燔，无以守静谧之职，妄行从魄门而出。拟归脾加减。

人参　冬术　茯苓　炙草　炙芪　当归土炒　枣仁　远志　山漆

血因火动，凉以和之。

生地　白芍　生甘草　黄芩　川断　炒地榆　槐蕊　乌梅肉

《经》以中焦取汁，变化而赤，是谓血。劳损中伤，化机衰惫，注泄下行，其色如赭。脉来细数，此阳败于阴，真元几脱之象。拟回阳之法。多酌明哲。

熟地　人参　当归　炙草　炮姜　制附子　五味　山药　萸肉

便血已历多年，近乃肤胀腹大，脉沉潜无力，绝不思食，脾肾两亏，生阳不布，水溢则肿，气凝则胀。心开窍于耳，肾之所司，耳闭绝无闻者，肾气欲脱，不能上承心也。勉拟一方，以尽人力。

洋参　冬术　茯苓　炙草　熟地　归身　枣仁　远志　苡仁

脉来浮数而空，尺部独减，症本心脾气馁，脾肾阴虚，血失统司，水不制火，血注后阴，鲜瘀不定，便前便后俱有，远近之血交流，脉络不能摄固，血滑气脱，殊为棘手。

熟地　洋参　冬术　炙草　诃子肉　川断　白芍
五味　乌梅　龟版　山药　鲜地榆　归身　蜜丸。

中央生湿，湿生土，土生热，热伤血。火灼金伤，阳明胃血下注大肠。血在便后，已历多年，所服黑地黄丸，黄土汤，均是法程。第湿热盘踞中州，伤阴耗气，血随气行，气赖血辅，必得中州气足，方能煦血归经。

生地　洋参　怀药　白术　归身　白芍　枣仁　远
志　炙草　升麻　桂圆肉

便　结

《经》以肾开窍于二阴，主五液而司开阖。饮食于胃，津液输于脾，归于肺，注于膀胱，是为糟粕。转入小肠，传送大肠，出于广肠，是为大便。其中酝酿氤氲之气，化生精微，滋润五脏，营养百骸，盖大肠传送，赖相傅为之斡旋。故肺与大肠相为表里，肺为相傅之官，治节出焉。肾之津液，赖州都为之藏蓄，故肾与膀胱相为表里。膀胱为州都之官，津液藏焉。小溲多而大便结，正与大肠泄、小肠秘，同归一体。便泻溲秘，乃清浊相混，溲多便结，乃清浊不分，过犹不及。脉来软数无神，尺部尤甚，症本阴亏，水不制火，火灼阴伤，寒热如疟，注泄之后，五液干耗，肺不清肃，无由下降，致令开阖失司，传送失职，州都津液少藏，故大便秘而小便数。所服之方极是。拟清上实下主治。清上则肺无畏火之类，实下则肾有生水之渐，冀其金水相生，肺肾相资，清归于肺，润回于肾，则大肠无燥闭之患矣。愚见云然，未识高明以为是否。

鲜首乌　牛膝　归尾　杏仁　羚羊片　南沙参　甘澜水煎，分二次服。

食入脘胀，大便兼旬不解，肠中攻痛，此名肠覃。丹溪治法在肺，肺气化则便自通，是亦腑病治脏，下病治上之法。

紫菀　郁金　桔梗　杏仁　瓜蒌仁　枳实　枇杷叶

泄　泻

暑湿痰滞，互伤脾胃，腹鸣痛泻，溲少。进平陈加减。

赤猪苓　泽泻　木香　川朴　陈皮　冬术　车前　炙草

脾喜燥而恶湿，湿蕴痰滞伤脾，腹中痛泻，进胃苓汤，痛泻已止，宜和中调胃。

赤苓　白蔻　陈皮　半夏　炙草　木香　谷芽　神曲

寒湿水气，交并中州，泄泻延今月余，绕脐作痛，腹中气堕，湿郁化热之象。精通之岁，阴未和谐，泻久伤阴，殊为可虑。每朝进六味地黄丸三钱，午后服十味

资生丸三钱，再以补中益气加香连。是否仍候高明酌
正。

补中益气加木香、川连。

清气在下，则生飱泄，浊气在上，则生䐜胀，肝脉
循于两胁，脾脉布于胸中，肝实胁胀，脾虚腹满，木乘
土位，食少运迟，营卫不和，寒热往来，补中益气，是
其法程。更兼以涩固胃关之品，冀效。

洋参　茯苓　冬术　炙草　川连　升麻　柴胡　归
身　木香　陈皮　山药　补骨脂　肉豆蔻

淫雨两旬，时湿暴甚，脾肾受伤。脾属土，肾属
水，水土相乱，清浊不分，大便泻，小便少。《经》言
谷气通于脾，雨气通于肾，湿则泄泻。拟胃苓加减，通
调水道，以澄其源。

枳实　川朴　山楂　陈皮　砂仁　木香　泽泻　藿
香

暴泻为实，久泻为虚。曾由饮食失调致泻，延今不
已，泻色淡黄，完谷不化，火不生土，命门虚寒，脾胃
俱亏，化机不振。《经》言肾者，胃之关也，开窍于二
阴。拟景岳胃关煎，略为加减。

熟地　山药　吴萸　炮姜　炙草　冬术　肉蔻　故
纸　五味子

《经》以清气在下，则生飱泄。数年洞泄，脾胃久
伤，清阳不升，浊阴不降，胃关不固，仓廪不藏，乃失
守之兆。非其所宜。

　　洋参　炙芪　冬术　归身　肉豆蔻　炙草　升麻
柴胡　故纸　煨木香

　　少腹痛，寅泻完谷不化，此真阴不足，丹田不暖，
尾闾不固，阴中火虚故也。

　　熟地　山药　吴萸　附子　五味　茯苓　楂肉

　　曾经暴怒伤肝，木乘土位，健运失常，食滞作泻。
过怒则发，已历多年，病名气泻。议补脾之虚，调脾之
气。

　　冬术　陈皮　川朴　炙草　木香　藿香　枳壳

　　过服克伐之剂，中胃受伤，腹中窄狭，便泻不已，
脾虚气痞于中，化气不展。拟归脾六君，以助坤顺乾
健。

　　洋参　茯苓　冬术　炙草　半夏　陈皮　木香　远
志　枣仁

　　阳气者，若天与日，失其所则折寿而不彰。故天运
当以日光明。人与天地相参，与日月相应。膻中为阳气
之海，生化著于神明，命门为阳气之根，长养由于中
土，故曰君火以明，相火以位。明即位之光，位即明之
质。症本相火之亏，不能生土，土虚无以生金。肺司百
脉之气，脾乃生化之本，肾开窍于二阴，相火不振，膻
中阴瞑，脾失斡旋，肺失治节，中土困于阴湿，乌能敷
布诸经。湿甚则濡泄，注于二阴，是以大便溏薄，小水
频数，虚症蜂起。譬如久雨淋漓，土为水浸，防堤溃
决，庶物乖违。益火之本，以消阴翳，离照当空，化生

万物，阴平阳秘，精神乃治。

熟地　洋参　冬术　鹿角胶　附子　肉豆蔻　补骨脂　白芍　吴萸　小茴香　白龙骨　诃子皮　蜜丸。

曾经洞泄，又值大产，脾肾双亏，《经》以肾乃胃之关，清气在下，则生飧泄。脾虚则清气不升，肾虚则胃关不固，是以洞泄日增，近复完谷不化。脾主运化属土，赖火以生，火虚不能生土，土虚不能运化精微，胃能容纳，脾不健运，肾火不足可知。脉来细弱无神，有血枯经闭之虑。治当益火之源，以消阴翳。

熟地　山药　冬术　洋参　五味子　肉豆蔻　吴萸　升麻　附子　补骨脂　罂粟壳　石榴皮煎汁泛丸。

服固肾温脾之剂，洞泄已而复作。症本火亏于下，土困于中，不能运化精微，致令升降失司，胃关不固。益火之源，以消阴翳，古之良法。反复者，必有所因。自述多因怒发，怒为肝志，乙癸同源，肾主秘藏，肝主疏泄，怒则伤肝，木能克土，肾欲固而肝泄之，脾欲健而木克之，是以反复相因，绵延二载，非药不对症，盖草木功能，难与性情争胜。是宜澄心息怒，恬淡无为，辅以药饵，何忧不已。

熟地　冬术　诃子肉　肉豆蔻　罂粟壳　赤石脂木香　洋参　五味子　附子　干姜　吴萸　石榴皮煎水泛丸。

脾统诸经之血，肾司五内之精。曾经三次血崩，七胎半产，脾肾双亏。脾与胃脂膜相连，为中土之藏，仓

廩之官，容受水谷，有坤顺之德，化生气血，有乾健之
功。中土受亏，化机失职，清不能升，浊无由降，乃生
呕吐吞酸，肠鸣飧泄等症。乘肾之虚，戊邪传癸，遂成
肠澼，肾气不支，澼势危殆，昼夜无度，五色相兼，呕
哕大汗，绝食神迷。自服热涩之剂，正合《局方》之
理，是以获愈，未能如故。脾肾双亏，肾兼水火之司，
火虚不能生土，水虚盗气于金，脾土乃肺金之母，大肠
与肺相为表里，辛金上虚，庚金失摄，土虚不能胜湿，
肾虚胃关不固，且南方卑湿，脾土常亏，既失所生，又
素不足，土弱金残，湿胜泻泄，是以每至夏令，则必泄
泻。《经》所谓长夏善病洞泄寒中是矣。经旨为常人立
论，尚且洞泄，而况脾胃久亏者乎。是以泻后诸症蜂
起，自与众殊。所幸年当少壮，能受峻补，病势一退，
精神如故。然峻补之剂，仅可使愈，未能杜源。近复三
月，或五志不和，饮食失宜，泄泻吞酸，不寐、怔忡、
惊悸等症立起，即以峻补之剂，投之立愈，已而复发，
反复相仍，于兹四载。今年六月间，因忧劳病发，仍以
前法治之而已。第药入则减，药过依然，洞泄日加，虚
症蜂起，怔忡惊悸，莫能自主，膹响腹胀，竟夜无眠，
呕吐吞酸，时时欲便，非便即泻，泻则虚不能支，欲便
能忍，忍则数日方解，精神日败。盖肾主藏精，开窍于
二阴，泻则阴精不固，所以精不化气，气不归精，相火
不振，君火失明，宗气上浮，心神昏愦，怔忡惊悸。阴
阳不交则不寐，土不制水故肠鸣，吞酸乃西金化气太

过，呕吐是东方犯土有余。此皆火不归窟，气不依精，不然何以卒然颓败，倏尔神清，使非气火为病，何能迅速如此。治病必求其本，病本火亏于下，气不归精，屡服益火之剂，病势未能尽却者，以火能生土，亦能伤金。肺司百脉之气，气与火不并立，壮火食气，热剂过当，肺金受伤，元气孤浮无主，以故卒然疲败，补火固是治本之法，所失在不兼济肺标之急。今拟晨服三才，养心清金育神，以济心肺之标。晚服八味，养脾益火生土，以治受病之本。申服归脾、六君，崇土生金，以杜致病之源。疗治标本虽殊，三法同归一体。冀其肾升肺降，中土畅和，二气两协其平，水火同归一窟，精神化气，气降归精，天地交通，何恙不已。

晨服煎方：熟地　茯神　当归　柏子仁　枣仁　炙草　麦冬　天冬　洋参　五味子

申服煎方：洋参　炙芪　冬术　桂圆肉　茯苓　木香　远志　枣仁　当归　陈皮　半夏

晚服丸方：附桂八味加杞子、菟丝、鹿胶、杜仲，蜜水丸。

《经》谓肾乃胃之关。清气在下，则生飧泄。浊气上浮，虚里穴动，胃关不固，泄泻数年不瘥，气不归宗，怔忡屡发不已。脉来虚数无神，久延有二阳之病发心脾，传为风消息贲之虑。服煎剂以来，诸恙减七八，当以丸剂缓图可也。

熟地　东洋参　茯苓　煨肉果　於术　泽泻　升麻

枣仁　煨木香　炙草　车前　远志　水泛丸。

尊年脾胃素亏，值暑湿余氛未尽，食饮少思，便泻不禁。肾虚胃关不固，脾虚传化失常，致令水谷精微之气，不能上升，反从下降，有降无升，犹四时之有秋冬，而无春夏。拟东垣先生法，和中土，展清阳，行春令。质诸明哲。

人参　冬术　茯苓　炙草　山药　橘皮　升麻　柴胡　煨肉果　姜　枣

脚　气

女子以肝为先天，肝为血海。经前痛胀，肝木失调，血不和畅。曾因截疟，邪留肝肾，足胫常肿，逢阴雨烦劳则痛，且发寒热，脚气类伤寒已著，甚至湿热随气冲心则厥，冲胃则吐。当治少阴阳明，调气血以化湿热。

六味地黄汤去萸肉，加人参、於术、炙草、独活、沉香，蜜丸。

《经》以阳受风气，阴受湿气；伤于风者，上先受之，伤于湿者，下先受之。阴湿袭虚，病起于下，两足蒸蒸而热，肿痛至膝，蠕蠕而动，酸软无力，病名脚气。本为壅疾，然必少阴血虚，阳明气馁，湿邪得以乘之，脉来细数无神，有拘挛痿躄之虑。法当除湿通经为主，辅以宣补少阴阳明之品。昔永嘉南渡，人多此疾，湿郁明矣。

　　槟榔　苍术　独活　南星　藿香　生地　牛膝　归身　桂枝　木瓜　防己　乳香　没药　橘红　半夏　通草　为末，水泛丸，如椒子大，每早晚服三钱。

下　卷

头　痛

怒损肝阴，木邪化火，下耗肾水，上蒸巅顶。值有妊三月，奇脉亦受其戕，少阴虚，不能引巨阳府气则巅疼，阳维为病，苦寒热。拟《医垒元戎》逍遥散加川芎、香附，以条达肝邪，治其寒热巅疼之本。

柴胡　白芍　归身　冬术　香附　生姜　川芎　云苓　炙草

头偏左痛，巅顶浮肿，痛甚流泪，身半顽麻。三阳行首面，厥少会巅顶。此属虚风上冒，真阴下亏。养肝肾之阴，开巨阳之表。

蒺藜　羌活　川芎　熟地　羚羊　天麻　防风　茯苓　黄菊　泽泻　丹皮

阳明胃火上炎，头中震痛如动脉之状，时作时止，脉洪而数。寒以取之。

熟地　麦冬　石膏　知母　粳米　木通　甘草　泽泻

素本阳虚，不时巅痛，脉来细数，容色萧然，阴翳上滞精明之府。法当益火之源。

附子　干姜　洋参　冬术　甘草

宿疾阴亏，巅顶时痛，面色戴阳，脉来软数，浮阳上扰清空。暂以壮水之主。

地黄汤去萸，加桂。

脉象沉滑，头痛如破，痛甚作呕，胸满肋胀，湿痰盘踞中州，清气无由上达清灵之所，名曰痰厥头痛。主以温中，佐以风药取之。

平胃散加蔓荆子、川芎、细辛。

头痛兼眩不寐，肢尖逆冷，心中愦愦如驾风云。此风痰上扰清灵，有痉厥之虑。拟半夏白术天麻汤去芪，加川芎。

蔓荆子　川芎　半夏　干姜　泽泻　黄柏　谷芽
苍白术　天麻　陈皮　洋参　茯苓　神曲

头为诸阳之会，痛属上实下虚。上实为阳明有余，下虚乃少阴不足。拟玉女煎加味。

熟地　石膏　麦冬　知母　牛膝　升麻

耳　聋

左脉虚弦，右脉滑疾，心、肝、肾之阴不足，中虚湿痰不运，两耳失聪，如风雨声，间或蝉鸣。肝虚生风，心阴、肾阴不足，脾虚生湿，肾虚不能纳气。

生地　萸肉　菖蒲　泽泻　茯苓　山药　柴胡　苡
米　半夏　木通　远志　故纸　胡桃

心开窍于耳，肾之所司也。耳闭之症，不宜劳神动火，厥、少不和，夹有湿热生痰。利湿伤阴，清热耗气，清心保肾，佐以宁心柔肝，兼化湿痰。

生地　丹皮　山药　萸肉　茯苓　泽泻　菖蒲　磁石　黄芩　柴胡　木通

去秋右耳或闭，或作蝉鸣，或如风雨声。冬月患痔，时痛时痒，水流不止，遂服补中益气。痔患虽愈，右耳仍闭，昼夜常鸣，二目迎亮处，无限小黑点闪烁不定。右脉滑疾无力，左脉虚弦，气虚有痰，肝虚生风，脾虚生湿。每日服天王补心丹一钱，以养其气，午后服资生丸以助坤顺。

黑归脾汤去阿胶。

耳肿胀作痒作痛，兼有黏臭黄水，心火肝阳不宁，少阳湿热为患。先宜小柴胡合导赤散。

生地　木通　炒芩　茯苓　党参　柴胡　蝉衣　甘草　石斛　荆芥

童年患耳，延今不已，现在耳轰不聪。湿热阻于气分，少阳不和。已近精通之岁，心火肝阳不宁。脉来滑数，厥、少不和，防其失聪。

柴胡　木通　黄芩　半夏　茯苓　甘草　萸肉　菖蒲　菊花

壮水则火静，火静则痰消，毋拘拘乎化气，勿汲汲乎清心。年甫十七，厥、少不和，心相不宁，非老年重听可比。引北方以济南方，乙癸同源，兼和厥、少，水源生则龙相宁，必得静养为妙。

　　知柏地黄加木通、柴胡、橘红、茯苓，为末，加菊花、麦冬，熬膏和丸。服二料后，加活磁石（醋煅），童便飞为衣。

　　因于湿，首如裹。耳目如蒙，热蒸湿腾，鼓郁阳明湿痰，少阳不透，致有耳鸣之患。

　　小柴胡合温胆加蒺藜、菊花、羚羊。

　　左脉虚数，右脉虚细，先天固属不足。气分有湿，阻蔽清窍，升降失常，湿蒸热腾，少阳不和，清窍不灵，致有耳蔽之患。

　　逍遥散加生地，三剂后加蚕茧。

　　服逍遥后，右耳作响，响后听语稍清，左耳如故，前方加菊花。

　　脉弦右滑，按之大疾，气分有湿有痰，耳闭不聪，精通之时，清心相以化湿热，午后服资生丸。

　　生地黄汤加柴胡、木通、川柏、茯苓、蚕茧。

　　两耳不聪，气火交并于上，清心相以和肝肾。风热平静，清上实下，是其王道。多酌明哲。

　　原方加磁石、黄芩、羚羊。

　　《经》以十二经脉，三百六十五络，其气血皆上注于目，而走空窍。其别气走于耳而为听，心开窍于耳，肾之所司也。肾为藏水之脏，肾虚则水不能上升，心火无由下降，壮火食气，二气不能别走清空。阴液下亏，脉络干涸，气血源流不畅，是以耳内常鸣。素多抑郁，五志不伸，水虚不能生木，肝燥生脾，土虚不能生金，肺病及肾，二气不平，五内互克，辗转沉痼，岁月弥深。壮年固不足虑，恐衰年百病相侵，未必不由乎此，岂仅耳闭而已哉！是以澄心静养，遣抱舒怀，辅以药饵，方克有济。拟《局方》平补镇心丹加减，以上病下取之意。

熟地　洋参　茯苓　麦冬　菖蒲　枣仁　远志　龙齿　龟版　元参　山栀　白术　丹皮　当归　五味　蜜丸。

目　疾

心开窍于耳，肝开窍于目，赖肾水光明。耳内蝉鸣，睛红生眵，太阳胀痛，手足无汗。肾虚不能养肝，肝虚生风，肾虚生热，脾虚生湿。三阴内亏，脉来虚数而空。酒色宜戒，防上盛下虚之脱。自保生命为要。

沙参　薏仁　芡实　生地　熟地　石决　牡蛎　桑叶　谷精　芝麻

六脉俱沉，按之细数。沉者，郁也，气也。弦者，肝也。细者，肝阴不足。气火掩闭神光，左目失明。宜以明目地黄合扶桑法，以保右目。

天阴则日月不明，邪害空窍，阳气闭塞，地气冒明。目为五脏六腑之精华所聚，赖肾水以滋养。劳心耗肾，水不养肝，肝虚生风，肝风上扰，以致瞳神缩小，而左目散大，视物不明，服药虽多，真阴未复。《经》以肝开窍于目，理当养肾滋水，而木自敷荣矣。不可着意耳目，见病治病，明哲以为何如。

　　天冬　麦冬　甘草　北沙　儿参　枸杞　菊花　山药　沙苑　女贞　石斛　茯苓　桑叶　菟丝　生熟地　黑芝麻

　　右药用桑柴火熬膏，每朝开水化服三钱。

　　目疾六载，不时举发，迎风流泪，惧日羞明，交午尤甚，申刻方好。目内红丝，起自童年，肝开窍于目，肾之所司也。脉来弦数，肝肺伏热化风，清心凉肝，兼清肺热。

　　石决　蕤仁　生地　麦冬　谷精草　冬瓜子　赤芍　车前　黄芩　桑叶　白蒺藜

　　服药以来，目疾较平。目乃五脏六腑精华所聚，赖肾水以光明，真气以煦之，真水以涵之。光华少照，起自童年，风伏肝肺，热亦内蕴，清心凉肝，兼清肺热。

　　生地　羚羊　石决　蕤仁　麦冬　白蒺藜　桑叶　赤芍　黄芩　车前　冬瓜子　芝麻　黑羊肝 用桑叶捣烂，捶糊成丸

　　肝开窍于目，为风木之藏，郁久化火，上蒙清窍，以丸代煎，不可再动肝怒。

　　生地　黄芩　归身　赤芍　麦冬　蕤仁　夜明砂　木贼　桑叶　决明　蝉衣　谷精　车前　冬瓜子

　　共研细末，加甘菊、石斛，煎汁泛丸。

心火、肝火，扰动阳明之火，眼边红烂，食不甘味，清心和肝，兼和阳明。肾虚不能养肝，心肝不宁，目疾之候。目干、舌干，常时梦泄，目疾时发时愈，目珠作痛，视物模糊。壮水以镇阳光。

生熟地　车前　谷精草　茯苓　蕤仁　黑芝麻　桑叶　冬瓜仁　石决　川柏

共为末，加石斛、玉竹、麦冬，熬膏为丸。

目虽肝窍，《经》以五脏六腑之精气，皆上注于目，而为之精。精之窠为眼，骨之精为瞳子，筋之精为黑眼，血之精为络，气之精为白眼，肌肉之精为约束。曾经目赤，因循未愈，近乃白精赤缕参差，浮红成片，时多泪出，内眦凝眵，而瞳子黑精无恙。此肾水下亏，不能涵木，木燥生火，火甚生风，风火相搏，肺金受制。白睛属肺，肺热故白睛发赤，时多泪出，譬如热极生风乃能雨，热耗津液故多眵。脉来软数，而且有赤脉贯瞳之虑。治宜壮水生木，升阳散火，不可泛服去风涤热之剂。《经》有上病下取之旨，拟明目养肝丸加减。

熟地　当归　麦冬　黄菊　桑叶　杞子　石决　洋参　柴胡　黄柏　牛膝　羊肝

上药共研细末，以羊肝一具，煮烂、打和蜜丸，如梧子大。每朝、晚服三钱。

肝有风热，翳膜遮睛，曾经红肿，失于调治，致令水不济火，木燥生风，风火相搏，髓液潜消，《经》以诸髓皆属于脑。髓热则脂下流为翳。宜先清髓退翳为主。

　　当归　蒺藜　甘草　山栀　青葙子　草决明　柴胡
菊花　蝉衣　羚羊　蔓荆子　川芎　蜜丸。

　　水亏于下，火升于上，水不制火，阴不胜阳。缘少
年嗜欲太过，水失所养，不能生木，木燥生风，风火交
并于上，阴液消耗于下，致令瞳睛暗淡，瞳子无光，色
兼蓝碧，此为内障。《经》以五脏六腑之精气，皆交受
于脾，上明于目。脾为诸经之长，目为血脉之宗。肾为
先天之源，脾为后天之本。脾土之强健，赖肾水之充
盈，肾水虚，脾亦虚。脾虚，则脏腑之精，皆失所司，
不能归明于目。肝虚，则血不归原。肾虚，则水不济
火，是故暗淡无光。治宜壮水济火，补阴潜阳，冀其水
升火降。

　　熟地　苁蓉　白术　山药　萸肉　当归　杞子　五
味　天冬　麦冬　洋参　丹皮　甘草　龟版　茯苓　橘
红　菟丝子　柏子仁　熬膏。

　　服膏以来，脾肾尚未充足，精光颇有聚敛之机。黑
睛外一条蓝围，如月晕之状，夫月之有晕，乃太阴之精
不振，而阴霾之气蔽之。阴霾蒙蔽，月为之晕，阴精尚
在，无精则无晕矣。神光黑水蕴于中，光射四维于外，
虽失明无睹，为根本尚未颓残，犹可治也。舌者，心之
官也。服补阴潜阳之剂，舌反干燥者，乃肾水枯涸之
征，不能上济心火。心为君火，肾为相火，君火以明，
相火以位，君火上摇，相火下应。肾欲静而心不安，心

欲清而火不息，肾水何由而升，心火何由而降，殊为可虑。是宜休心静养，恬淡无为，假以岁月，助以药饵，方能有济。

熟地　山药　萸肉　洋参　天麦冬　五味　石斛　当归　杞子　冬术　菟丝　覆盆子　龟版　苁蓉　黄精熬膏　早、晚开水和服。

思为脾志，心主藏神。曲运神机，心脾受困。脾为诸经之长，心为君主之官。心君端拱无为，相火代君行事。相火内炽，阴液潜消，无以上奉清空，黑水神光暗淡。伐下者必枯其上，滋苗者必灌其根。治宜壮水之主，兼补心脾，冀其天地交通，水火既济。

熟地　牛膝　萸肉　茯苓　枣仁　冬术　当归　山药　菟丝

《经》以五脏六腑之精气，上注于目。目系属心，目属脾，白珠属肺，黑珠属肝，瞳子属肾。症本肾水不足，肝木失荣，木燥生风，上扰心宫。肾乃肝之母，心乃肝之子，母子并违，精华难聚。心火上扰则神外驰，肾水下亏则志不定，肝木枯燥则血少藏。是以目失澄明，神光不敛，名曰内障。故曰：目者，心之使也，神所寓焉，肝之外候也，精彩营焉。治宜壮水生木，固肾清心，子母相资，方能有济。

熟地　洋参　黄精　覆盆子　当归　麦冬　五味　萸肉　山药　菟丝　石斛　水泛丸。

服壮水潜阳之品，瞳人昏暗反增，白珠亦赤。素本

经营过度，肾水潜消，曲运神机，心阳内炽，心肾不
交，水火不济。壮水之主，以镇阳光，上病下取，《内
经》之旨。不能奏捷者，未伐木火之盛也。肝为东方
实脏，主目，属木，生火，况五志过极，俱从火化，火
灼金伤。白珠属肺，肺耗水亏，瞳人昏暗。水亏为虚，
火盛为实。前方直补金水之不足，未泻木火之有余，前
哲有十补一清之例，用药如用兵，任医犹任将，兵贵圆
通，药宜瞑眩。疾病加身，譬如寇兵临境，全战全守，
未免执泥，偏攻偏补，均非实际。十补一清，可寓养精
蓄锐，突然一战，足以振兵威，补养日久，暂以一清，
未必大伤元气，务得攻补之宜，方能奏捷。拟薛立斋龙
胆泻肝肠。

　　生地　龙胆草　黄芩　山栀　当归　柴胡　车前子
泽泻　木通　甘草

　　白珠属肺，黑珠属肝，瞳人属肾，目窠属脾，目外
属心。精滑四载有余，肾水阴阳交损，不能上注于目，
卒然瞳子背明，肾室精空。尾闾穴痛，形神颓败，食入
多眠。服药以来，饮食稍加，精神渐振，遗泄渐稀，能
间二三日，目中如电，神光不敛可知。黑白分明，瞳人
之中，并无烟障之气、混蒙之色，非内障可比。仍以固
精填肾，敛阴化液之品，为丸徐治。第少壮年华，服药
寡效，非其所宜。

　　洋参　首乌　羚羊角　紫河车　牡蛎　五味子　芡
实　冬术　菟丝子　煅磁石　丹砂

上药为末，以大生地、天麦冬、归身熬膏。再入金樱子膏，和药末为丸，如桐子大。

《经》以五脏六腑之精气，皆上注于目，不独专主乎肺气也。水之精为志，火之精为神，目者，神之使也。视物不甚分明，脉体虚弦无力，素多带下，奇经有亏，水火不济，神光不敛，宜纯补真阴。

熟地　山药　黄精　芡实　牡蛎　当归　枣仁　龟版　菟丝　茯苓　枸杞　为丸。

目为心使，故用五泻心；血瘀生胬肉，故用逐瘀之剂；肝胆龙雷震荡，故用金匮肾气。三法加减，共卅余剂，胬肉已消，龙雷已散，唯视物不明，泪热生眵，乃脑脂下流，肝风冲上。先拟谦甫还睛散，待秋令木落，再以黄连羊肝丸调之可也。

龙胆草　草决明　黄菊　石决　川芎　川椒　茯苓　楮实子　木贼草　蒺藜　芥炭　茺蔚　炙草　水泛丸。

鼻　渊

脑为髓海，鼻为肺窍，脑渗为涕，胆移热于脑，则辛頞鼻渊。每交秋令，鼻流腥涕，不闻香臭，肺有伏风，延今七载，难于奏捷。

孩儿参　苍耳子　辛夷　杏仁　菊花　白蒺藜　地骨皮　黄芩　桑皮　甘草

《经》以胆移热于脑，则辛頞鼻渊。胆为甲木，脑为髓海，鼻为肺窍。素本酒体，肥甘过度，或为外感所乘，甲木之火，由寒抑郁，致生湿热，上熏于顶，津液溶溢而下，腥涕常流，为鼻渊之候，有似比之天暑，湿蒸热乃能雨，此之类也。源源不竭，髓海空虚，气随津去，转热为寒，亦犹雨后炎威自却，匝地清阴，而阳虚眩晕等症，所由生也。早宜调治，久则液道不能局固，甚难为力也。

　　苍耳子　辛夷　薄荷　川芎　白芷　蒺藜　防风根甘草

口齿音声

　　齿痛上引太阳，因眩晕、左肢麻痹而起。金水二脏素亏，眩晕乃肝邪所致，金虚不能平木，水虚不能制火，故肝阳内扰，阴水不升，肝位居左，气虚则麻。兼以酒体肥甘过度，湿热蓄于肠胃，上壅于经，故见手阳明、足阳明、手太阴、足少阴四经之症。夫齿痛，属阳明之有余，眩晕、麻痹，属太、少之不足。按《灵枢·经脉篇》：手阳明之脉，其支者从缺盆上颈贯颊，入下齿中；足阳明之脉，下循鼻外，入上齿中，齿痛之由本此。第久延岁月，病势已深，调治非易。爰以清胃、玉女煎加鹿衔草，从阳明有余，少阴不足论治。

　　熟地　丹皮　泽泻　当归　升麻　生石膏　川连知母　麦冬　牛膝　鹿衔草

《经》以齿乃骨之所终。手足阳明之脉，上循于齿。天癸主于冲脉，冲为血海，并足阳明经而行。阴虚无以配阳，水虚不能济火，是以经事先期，不时齿痛。当从阳明有余，少阴不足论治。

熟地　丹皮　泽泻　知母　牛膝　佩兰

《经》以南方赤色，入通于心，开窍于耳，外候于舌。七情不适，伤乎心也。盛怒不解，伤于肾也。肾虚不能济火，心火上炽，舌为之糜。法宜壮水之主，加以介类潜阳之品。

熟地黄汤去萸肉，加鳖甲、龟版、五味。

二气素虚，五志过极，心火暴甚，肾水虚衰，水不制火，舌为之黑。治宜壮水之主，以制阳光。

知柏八味去萸肉

形丰脉软，外实内虚。舌为心苗，黑为肾色，舌边带黑，乃肾色见于心部，非其所宜。肾司五内之精，脾统诸经之血。脾肾强健，则精血各守其乡，肾色上僭，脾肾必虚。心属火，肾属水，肾水不能上升，心火无由下降，火炎物焦，理应如是。治病求本，滋苗灌根，培补其阳，徐徐调治。

熟地黄汤去丹皮，加旱莲、女贞、牛膝，蜜丸。

肾水不足，心火有余。舌为心苗，火性炎上，水不济火，舌为之糜。脉来软数无神，缘五志乖逆所致。上病下取，滋苗灌根，法当壮水之主，以制阳光。

熟地黄汤去萸肉，加牛膝、龟版、地骨、麦冬，水泛丸。

肾水不足，肝木失荣，木燥生火，火盛生风，风火相并，上冒清空，声哑舌强，视听不聪，脉来软数无力。治宜益气壮水，冀其水火既济，天地交通。

熟地黄汤去茯苓，加广皮、甘草、半夏、冬术。

音声本于脏气，气盛则声扬，气虚则声哑。肾为音声之根，肺为音声之本，舌乃发声之机，唇为声音之户。肾主藏精，精化为气，脉司气化，气主发音。证因诵读太过，损于脏气。河间云：五志过极，俱从火化，火盛刑金，金溶不鸣。舌为心苗，肾为水脏，火性炎上，火旺水亏，伤其本而失其机，是以声哑语难，脉来滑数而空。爰以铁笛丸加减。

熟地　天麦冬　五味　贝母　桑皮　桔梗　炙草　薄荷　诃子肉　紫菀　连翘　为末，以竹沥和水泛丸。

诵读劳心，心火刑金，金溶不鸣，声嘶语难。当以壮水清金，行其清肃之令。

熟地　沙参　元参　丹参　麦冬　五味　茯苓　当归　远志　柏子仁　枣仁

咽　喉

肺气郁而音不开，会厌作梗，喉痛食难，肺胃干槁，阴不上承。舌苔干白，心境不畅，郁结化火，老年所忌。

苏子　杏仁　桔梗　牛蒡　孩儿参　茯苓　橘饼
淡干菜　鸡子清

恙源前方已着。喉疼会厌作干，汤水不下，药难为力。

前方去苏子、杏仁、鸡子清、橘饼，加猪肤、桃肉，腻粉团。

阴损于阳，液化为痰，精不化气，气不生阴，金水交伤，脉来细数，脏阴津液俱耗。无阳则阴不生，无阴则阳不化。阴耗阳竭，饮食入于阴，长气于阳，喉疼音哑，咳嗽痰多，肾水不升，肺阴不降，阳气不敛，阴气不收，生气伤残。

陈米团　猪肤　党参　熟地　甘草　陈皮　桔梗
天花粉　象贝母

三年前蒂丁下垂，愈后喉痛不能食盐，不耐烦劳，脉来虚数，心、肝、肾三阴皆亏。厥阴循咽，少阴绕喉，湿热痰火，郁而不达。拟清上实下，久防喉痛。

孩儿参　南沙参　北沙参　生地　白芍　茯苓　桔
梗　苏梗　大力子　甘草

小产多次，喉肿溃烂不疼，蒂丁烂去半边，医治未瘥。去岁小产后，咳嗽缠绵，耳底疼痛，行生白颗，食入作噎。厥阴循咽，少阴绕喉，火毒内郁，金水两伤。

孩儿参　绿豆花　野菊花　桔梗　川贝　丹皮　黑
豆皮　水中金即童便

咳嗽大减，唯觉痰多，蒂丁之烂，不能完固，火毒内郁，行经腹痛，气血不调，虑难奏捷，以膏代煎，徐徐调治。

孩儿参　生地　甘草　桔梗　川柏　玉竹　归身黑豆皮　白芍　绿豆皮　野菊花根　上药熬膏，少加芝麻油胶。每早开水服五钱。

中　风

风湿夹痰，扰犯阳明之络，外风鼓动内风，口开左歪，左腮无力，语言蹇涩，谨防类中。

秦艽　独活　钩钩　茯苓　橘红　僵蚕　甘草　蒺藜

顷接恙源，敬稔老太太服童便藕汁，血止四日，近日痰多，不易吐出，肋痛如故，气壅胀闭。今午后醒来，语言蹇涩，口角流涎、目睛痴呆，咳嗽喉痛。此肝阳化风，痰火上扰，气不升降，似有类中之象。老人无可暂停，以二陈汤加减。

半夏　橘红　茯苓　甘草　麦冬　竹茹

邪风鼓动肝风，扰动阳明，口歪眼㖞，视听不明，言语不清，食入流涎，眼㖞流泪，小便黄赤，内火招风，阴不化阳，类中风也。

羚羊角　钩钩　蒺藜　甘菊　薄荷　半夏　橘红茯苓

邪风鼓动肝热，服和肝化痰之剂，诸证渐退，以丸代煎，徐徐调治。

原方加於术、神曲、防风、桑叶、芝麻，红糖为丸。

经行腹痛之后，两胁少腹作胀，口开左歪，肝脾郁湿，化热生风，扰犯阳明。

胡麻　秦艽　蒺藜　僵蚕　羚羊　橘红　半夏　茯苓　钩钩　独活　当归　甘草

服药四剂，口歪未正，阳明未和，风湿未化，心中懊恼，难以名状。防类中风。

前方去秦艽、独活，加玉竹、芝麻。

类中于右，三阳发病，神烦言謇，肢搐口歪，气冲呃逆。外风勾动内风，湿痰上攻清窍，脉来大小不均。年近古稀，风烛堪虑。

钩钩　橘红　茯苓　远志　竹沥　枳实　白芍　甘草

势虽平宁，神识瞑昧。议加洋参、当归、姜汁。

顷接吴甥持来严兄之信：等人亲家，于十四日晚，因濯足致右手右腿不能伸舒，小便甚多，舌强言謇。右手足虽属三阳，肾不养肝，虚风上冒，母令子虚，王五所用之方尚妥。余见字即欲来圩看视，奈因十二日夜，偶然肝气痛，失血数口，精神不振，稍迟数日，当买棹渡江诊视，再造丸断不可服。今拟一方，嘱其安心静养，自有神明庇佑。克昌王五诸门生，禀笔请安。

蒺藜　秦艽　钩钩　归身　茯神　半夏　橘红　甘草

神识稍清，诸恙稍减。唯舌中红燥，阴分大亏，议加洋参、麦冬。

类中四朝，偏枯于右，服药以来，神清语正，诸恙减退，尤当静养，不致痰火上升为吉。议宗前法加减，候酌。

法半夏 薄橘红 茯神 甘草 归身 白芍 西洋参 麦冬 白蒺藜 秦艽 钩钩

昨烦心过度，夜又错语，痰火上冒，速宜静养。原方加远志、姜汁、竹沥。

类中偏枯，已延六朝，神清寐安，言尚蹇涩，舌苔尚腻，腑气未通，湿痰未化，宁神静养。

半夏 橘红 远志 茯神 当归 夜交藤 洋参 麦冬 炙草 蒺藜 秦艽 竹茹

右手稍能举动，自属效机。原方议加通畅阳明。加生谷芽三钱。

类中于右七朝，扶正化痰，通调气分，神识虽清，舌窍未灵，仍有错语，舌黄未化，大便未行，腑气未通，阳明未畅，湿热痰滞，随心火肝阳上升，年近七旬，二气已衰，腻补从缓。

洋参 橘红 半夏 远志 麦冬 茯神 蒺藜 秦艽 竹茹 枳实 谷芽 甘草

恙势虽退，惟大便未行，佐以润之。前方加生首乌、黑芝麻、向日嫩桑头。

类中偏枯，行经十二日，扶正育阴，息肝风，化痰

火，虽臻效机。舌苔渐消，大便未行，腑气未通。谷雨
节令，前三后四，尤当静养，议以原方加减。

　　洋参　石斛　麦冬　梨汁　甘草　当归　茯苓神
半夏　橘红　远志　蒺藜　枳实　谷芽　炒竹茹

　　服药之后，寐安神宁。原方加柏子仁、夜交藤、生
地。

　　类中十六朝。滋肝息风，清火化痰，虽日有效机，
神识尚未清明，手肢动甚，大便未通，腑气未和，脏气
未协。原方加减。

　　当归　蒺藜　茯神　丹参　洋参　半夏　橘红　远
志　生地　天麦冬　竹茹　枳实　生熟谷芽

　　类中念五日，壮水滋肝，息风化痰清火，佐以益气
润肠，更衣已行数次。腑气渐通，脏阴渐和，手足渐
动，精神渐起。立夏节令在迩，不致变更乃吉。

　　半夏　橘红　远志　茯神　当归　杞子　生地　麦
冬　甘草　桑枝

　　年逾六旬，二气就衰，阴阳并损，将息失宜，心火
暴甚，四肢麻木，牙紧口强，时许方定，愈后复发。心
肾两亏，肝虚生风，已成类中。养心脾，和肝胃。黑归
脾去阿胶，加花粉蒺藜、鸡子清。

　　曲运神机，劳伤乎心，心劳肾耗，水不涵木，肝阳
内扰，奔走风尘，有劳无逸，内风化火，火动痰升，上
冲多汗，精神昏愦，恍惚不宁，语言错乱，类中之象。
今口角歪斜，精神清爽，脉象弦滑，惟宜静养为妙。

西洋参　麦冬　鲜生地　煅牡蛎　朱茯神　柏子仁
钩藤　姜半夏　城头菊　薄橘红

心脉系舌本，脾脉络舌本，少阴循喉咙，挟舌本。心脾郁湿，生风生痰，舌破流涎，类中风也。

钩钩　蒺藜　防风　僵蚕　麦冬　半夏　橘红　竹茹　茯苓

复诊加枳实、羚羊。

卒然晕倒，手足厥逆，六脉皆伏，而气口犹是。此因饮食填塞胸中，胃气不行，阴阳阻隔，升降不通，类中风而非真中风也。先宜盐汤探吐，再服煎方。

白茅术　厚朴　制半夏　藿梗　蔻仁　广皮　生姜　神曲　炙草

右半偏枯，已延二月，迩时虽可言语，吐字音未能清爽，手足未能运动，脉象左部细弦，右部气口脉虚濡，关部沉滑。《经》谓三阳之病发于右，右属痰与气虚。肝肾之阴亦损，而络中痰湿未能尽净，当从气血两培，兼化痰利节之法。

生地　当归　党参　怀山药　料豆　法半夏　独活　远志　红枣　川断　甜瓜子　寄生　柏子仁

一水以济五火，肾是也。肾水不足，不能养肝木，风阳鼓动，心火随之，以致心胸不安，头眩肢麻，肤腠刺痛，腹肋气喘作胀。脉来左部弦数，右部兼滑，风阳不降，夹有湿痰，延防类中。当滋水柔肝，兼养心脾，以化痰湿。

蛤粉炒生地　北沙参　当归　茯神　夜合花　沙苑
蒺藜　牡蛎　柏子仁　泽泻　广皮　金橘饼

眩　晕

水亏于下，火炎于上，壮火食气，上虚则眩，头眩
足软，如立舟中，咽干口燥，梦泄频频。少阴肾脉上循
喉，有梦而泄主于心。精不化气，水不上承，明验也。
清上实下，是其大法。肾水亏，必盗气于金，金衰不能
平木，水虚不能涵木，木燥生火，煎熬津液变痰。丹溪
所谓无痰不作眩是也。脉来软数兼弦，值春令阳升，防
其痉厥。乙癸同源，法宜壮水。地黄汤加半夏、沙苑。

《经》以上气不足，脑为之不满，耳为之苦鸣，头
为之旋，目为之眩。素本脾肾不足，抑郁不宜，气郁化
火，土郁生痰，上扰精明之府，颠眩如驾风云，卒然愦
乱，倏尔神清，非类中之比。脉来软数无神，原当壮水
之主，上病下取，滋苗灌根。第痰伏中州，清气无由上
达，下气无以上承。姑拟治痰为主，以半夏白术天麻丸
加减。

半夏　冬术　天麻　南星　橘红　洋参　当归　川
芎　柴胡　升麻　五倍子

共为末，用竹沥三两，姜汁和水为丸。

上实则头痛，下虚则头眩，邪气盛则实，精气夺则
虚。诸风掉眩，皆属于肝，头痛颠疾，下虚上实。河间

云：风主动故也。风气甚，则头目旋转，风木旺，必是金衰。金衰不能平木，木复生火，风火皆属阳，阳主乎动，两阳相搏，则头为之眩，故火本动也。火焰得风则自然旋转。上实为太阳有余，下虚乃少阴不足。少阴虚，不能引巨阳之气则颠痛，肾精虚，不能充盈髓海则颠眩。润血息风，肃金平木，固是良谋。然上病下取，滋苗灌根，又当补肾。

熟地黄　鹿胶　枸杞子　炙龟版　牡蛎　怀山药
当归　山萸肉　菟丝子

血虚肝风上扰，头眩肢酸，腰脊时痛，当归养荣加味。

四物加蒺藜、丹参、柏子仁、杜仲、桑枝、香附、炙草、芝麻、大枣。

脉弦细，按之稍滑，营卫两亏，痰气结中，中脘板闷，嗳气不舒，内热食少，有时肢抽肉瞤，所谓血虚肝风扰络，延久须防晕厥。拟进化痰镇逆法。

代赭石　橘络　苏梗　香附　茯苓　枣　金沸草
蒺藜　党参　沉香　当归　藕

肝　风

暴怒伤肝，肝之变动为热。右手掉摇，膻中隐痛，客冬进补中益气而愈，现又举发。拟补阴益气煎治之。

人参　当归　山药酒炒　熟地　陈皮　甘草　升麻

柴胡

进补阴益气煎，掉摇已止，膻中隐痛亦平。诸风掉眩，皆属于肝，战慄摇动，火之象也。良由水不涵木，肝火化风，壮水济火，乙癸同源主治。

六味加银柴胡、白芍、陈皮，蜜水叠丸，早服三钱。

月之初日，颈痛气促，自服疏散无效，更增心悸，手臂掉摇。肝之变动为热，心之动为悸，肾之动为慄，气却动肝，肾不养肝，肝火上僭，战慄之病生焉。

太子参　於术　茯苓　炙草　熟地　当归　酸枣仁　远志为丸。

肝　郁

忧思郁怒，最损肝脾，木性条达，不扬则抑，土德敦厚，不运则壅，二气无能流贯诸经，营卫循环道阻。肝乃肾之子，子伤则盗母气以自养，致令水亏于下，水不济火，灼阴耗血，筋失荣养，累累然结于项侧之右。脉来细数无神，溃久脓清不敛，法当壮水生木，益气养营。仍需恬淡无为，以舒神志，方克有济。

生地　洋参　当归　川芎　香附　贝母　冬术　桔梗　黄芪　元参　海藻　长流水、桑柴火熬膏。

木性条达，不扬则抑。土德敦厚，不运则壅。忧思抑郁，不解则伤神。肝病必传脾，精虚由神怯，情志乖违，气血交错。夫心藏神，脾藏意，二经俱病，五内交亏。心为君主之官，脾乃后天之本，精涸神怯而无依，是以神扰意乱，不知所从，动作云为，倏然非昔。宜甘温之品培之。

　　熟地　党参　当归　白术　枸杞　菟丝　远志　枣仁　炙草

　　肝郁中伤，气血失于条畅，月事愆期，肢节酸楚，气坠少腹，胀痛不舒，兼有带下。脐左右筋，按之牵痛，如动气之状，按摩渐舒。先宜调中和气。

　　异功散加香附、砂仁、当归、赤芍。

　　病原已载前方，进异功散加味，调气和中，诸症渐减，既获效机，依方进步为丸缓治。

　　当归　白芍　太子参　香附　茯苓　於术　陈皮　炙草　沉香　木香　姜　枣　煎汁泛丸。

情　志

　　心为一身之主宰，所藏者神。曲运神机，劳伤乎心，心神过用，暗吸肾阴，木失敷荣，肝胆自怯，神不安舍，舍空则痰居之，心悸多疑，情志不适，腹中澎湃如潮，嚏则稍爽，心病波及肝胆，天王补心丹、酸枣仁汤，皆是法程。拟阿胶鸡子黄汤加味。然否清政。

　　阿胶　姜夏　橘红　枳实　鸡子黄　竹茹　茯苓　炙草

忧思抑郁，最损心脾。神不安舍，惊悸多疑少寐，肢战食减，容色萧然，脉见双弦，殊为可虑。

归脾汤去芪加熟地。

情怀屈抑不伸，肝木横乘脾胃，脾肺两伤，脾为生痰之源，肺为贮痰之器，脾虚不能运化水谷之精微，津液凝结成痰，上注于肺，喉为肺系，是以痰塞喉间，咯不能上，咽不能下，胸次不舒，饮食减少。痰随气以流行，痰自脾经入肺，经过胞络，神形外驰，莫能自主，悲不能止，涕泣沾襟，非癫狂可比。脉来弦数无神，有三阳结病之虑。法当宁中州为主。

六君子汤加当归、广木香、淮小麦、南枣。

妇人无故悲泪，肺脏燥则肝系急也。淮麦大枣汤。

淮小麦　大枣

癫　狂

肝志为怒，暴怒伤阴，怒动肝火，木反侮金，清肃不行，气不下降。气有余，便是火。火郁痰生，上扰心胞之络，言语不禁，呢喃不止，气高不寐，嗳噫不舒。先拟泻心汤。

川连　姜夏　枳实　山栀　龙胆草　橘红　黄芩
竹茹　茯神　甘草

语出于肾，机发于心，语言不经，机变不灵，精神不振，心肾交亏，七情伤于惊恐。早服天王补心丹。

生地　麦冬　沙苑　远志　茯神　玄武版　菖蒲
龙齿

忧思抑郁，最伤心脾。心为君主之官，神明出焉，脾为谏议之官，智意出焉。二经受病，五内乖违，肾水下亏，不能上济，火盛灼金，肺金亏虚，不能平木，木复生火，二火交并，清肃不行，同气相求，必归于心。东垣以火盛必乘土位，煎熬津液成痰，痰随炎上之性，蔽障神明，心神外驰，莫能自主，故心烦意乱，不知所从，动作行为，倏然非昔。前议镇木清金，泻南补北，诸症悉退，脉亦调平。第火起于妄，变幻不定，宜济补真阴，济君相而行肺金清肃之令。清痰之本，调和智意，不容上扰心君，更益以镇重之品，定其气血，各守其乡，庶免来复之患。拟《惠民和剂局方》归神丹加味主之。

乌犀尖　川连　龙胆草　南星　川芎　玄武版　天竺黄　麦冬　知母　姜半夏　黄芩　羚羊角　龙齿　琥珀　芦荟　青黛　菖蒲　磁石　归身　天冬　金箔　蜂房

共研末，将铁落用长流水煎汁，入竹沥姜汁。另以全蝎十个，煎汁，和入叠丸。每早服三钱。

七情不适，气失冲和，举动不经，言语错乱。自服景岳服蛮煎不效，非癫可知。木性条达，不扬则抑，肝主谋虑，胆主决断，谋决不遂，屈无所伸，莫能自主，故动作行为，异乎平昔，病名阳厥。拟清镇法主之。

熟地　归身　茯神　蒌仁　姜夏　南星　川连　青

黛　龙齿　朱砂　姜汁　竹沥　铁落煎汤代水。服四剂
后，以十剂为末。生铁落煎水，入竹沥姜汁泛丸。

思为脾志，肝主谋虑。曲运神思，谋虑不遂，思则
气结，谋深木屈，木郁生火，土郁生痰。痰火扰乱神
魂，故动作不经，语言无次，阴不胜阳，脉来搏疾。法
当寻火寻痰，加以清镇之品。每朝服牛黄丸一钱。

川连　制半夏　蒌仁　归身　龙齿　南星　竹沥
龙胆草　枯芩　青黛　铁落　姜汁

思则气结，忧则气耗，悲哀动中，形神错乱，肝胆
自怯，心肾不交，多寤寡寐，神不安舍，舍空则痰火居
之。多饮膏粱伏酒，兴而后寐，胆虚不寐，阳跷脉空，
心神不敛，肝阳不宁，有狂乱之患。

生地　川连　阿胶　半夏　秫米　枳实　竹茹　孩
儿参　鸡子清

情怀抑郁，气动于中，五志过极，皆从火化，心胆
自怯。惊则气乱，伤于心也；恐则气下，伤于肾也。肝
风痰火上扰，神志不藏，风火相煽，阳明内实，致有狂
乱之患。清心化痰。解郁疏肝。

羚羊角　枳实　竹茹　半夏　川连　条芩　干姜
孩儿参　茯苓　钩藤　青果汁

暴怒伤阴，暴喜伤阳。包络者，臣使之官，喜乐出
焉。肝为风木之脏，虚则生风，郁则化火。肾为少阴之
水，水不养肝，心肾不交，神不安舍，痰火居之。心、
肝、肾三阴内亏，加之郁结，化火生痰，上扰心包，阳

明内实，虚风、虚火、虚痰，难免狂乱逾垣之患。风痰之药，遍尝寡效，肝为刚藏，济之以柔，亦法程也。

十味温胆汤用生地、孩儿参，加天麦冬、羚羊、夜交藤、青果汁、童便。

肝不藏魂，肺不藏魄，神不归舍。风火痰扰乱不宁，癫狂咬牙，日夜无寐，身强有力，有逾垣上屋之势。阳明内实，难以奏效。

犀角　羚羊　茯苓　麦冬　生熟地　黄芩　川连
赤芍　丹皮　枳实　半夏　橘红　天冬　远志　黄柏
玄参　竹茹　青果汁

《经》以重阳为狂，重阴为癫。胎产之后，恶露不行。因于卧，卒败血上冲，扰乱心胞，瘀凝作胀，人事不省，如醉如疯。鼓动肝风，多笑多语，心神不安。胞络者，臣使之官，喜乐出焉。化郁是理。脉来沉，沉者郁也。气血不得和畅，气化风火，败血随之，癫狂见矣。仍宜化瘀。

归身　桃仁　杏仁　丹参　郁金　石决　赤芍　童便

言发于心，语发于肾。水火气偏，神志不藏，肝风痰火，扰乱心胞，思想无穷，所愿不得，郁结化火生痰。壮水之主，以镇阳光，亦是一法。现在午火司权，少阴用事，拟清心宁肝一法。是否候酌。

温胆泻心用孩儿参，加青果汁。

疟后失调，加之气懊郁结，酒客中虚，郁结生痰，心肾不交，肾虚不能养肝，肝虚生风，风痰上扰清空，神志如迷，神情恍惚。息怒安神戒酒为妙。

半夏　橘红　竹茹　枳实　茯苓　黄芩　孩儿参
羚羊角　远志　枣仁

心火肝火上亢，神不安舍，舍空痰火居之。月事不调，而有带症，头常作痛，遍身骨节俱疼，近来肌肤作痒，两目呆瞪，项颈气胀，牙缝出血，右鼻作腥，语言错乱，脉来滑数，肝风痰火不宁，扰乱心胞为患。

川连　鸡子清　半夏　橘红　竹茹　生地　钩藤
阿胶　羚羊角　白蒺藜

痫　厥

水亏于下，木失敷荣，土为木侮，中枢少运，致令水谷精微，不归正化，凝结成痰，蔽障中土，络脉为之间断。人之气血流贯，如环无端。痰伏于中，则周流气血失其常度，是以卒然仆地，神魂如醉，痰涎上溢，四肢瘛疭，良久方醒，间断来发，病名曰痫。补正则伏痰愈结，攻痰则正气益虚，偏补偏攻，均非所宜，症本虚中之实，法当补泻兼施。拟《集验》安神丸加减。

紫河车　东洋参　石菖蒲　熟地　茯神　当归身
制半夏　麦冬　炙草　广皮　檀香　蜜水为丸。

痫症有五，其原不离脏虚痰阻，其治不越补泻兼施。面色戴阳，肾虚可知。前《集验》安神丸加减，病发渐稀，原方加真降香、制南星。

卒然跌仆，流涎时醒者，号曰癫痫。忽然寒热，热甚昏冒者，名为尸厥。脉来弦大，心火肝阳上升化风，夹痰上达心胞，症延二载有余，积劳、积郁、积痰为患，治之甚难。

茯神　天竺黄　钩藤　蒺藜　羚羊　麦冬　半夏
橘红　僵蚕　青果

《经》以诸风掉眩，皆属于肝，战慄震动，火之象也。身战、口噤、背张，至夏则发，逾时而已。脉来软数，水不济火，血热化风，病名曰风痉。法宜养肝息风，壮水制火。

大生地　白芍　归身　沙参　麦冬　五味　煅磁石
黄柏　龟版　蜜水叠丸。

厥阴绕咽，少阴循喉咙，挟舌本，手足阳明之脉，入上下齿中。咽疼舌短，卒然口噤背张，手足掉摇，气从少腹冲逆于上，阴亏水不涵木，冲虚血不荣筋，中虚湿痰生热，血燥化风，风扰阳明，龙雷上僭，所服之方甚妥。拟归芍异功加减，从厥阴、阳明主治。

归芍异功散去白术，加黄柏、知母、白芷、冬瓜皮。

瘰疬已缓，入夜虚烦，口干作渴，心悸如人将捕之之状。腹中似胀，时有气升，舌难伸，项背强，牙关紧，六日不更衣，脉虚弦而数，湿痰化热，血燥生风，风扰阳明，九窍不和，都从胃治。原方加减。

前方加郁李仁。

惊　悸

惊则气乱伤心，恐则气怯伤肾，伤则二气致偏，偏久致损，损不能复，病势益甚。现在气不生阴，阴不化气，木乘春旺，中土受损，水精不布，揆度失常，面色如妆，玉山已倒，生机残矣。今拟一方候酌。

熟地　人参　淮药　归身　茯神　枣仁　远志　广皮　牡蛎

心血不足，肝火有余，火伏营中，肝阴不静，致多惊恐。《经》以东方色青，入通于肝。其病发惊骇是矣。

生地　川连　丹砂　甘草

大惊卒恐，心神肾志交伤。肾藏精，恐则精怯，精化气，怯则精无以化。心藏神，惊则神乱，化生精，乱则精无以生。是以心神震动，惶惶惕惕，莫能自主。阳统乎阴，精本乎气，上不安者，必由乎下，心气虚者，必因于精。证以精气互根之宜，君相所资之道。法当峻补心肾，仍须尽释疑怀，使气归精，精化气，则神志安定，病自已矣。

熟地　洋参　上芪　冬术　归身　云苓　枣仁　远志　炙草

心脾气血素虚，因惊恐致伤神志，胸中震动不安，时多恐畏，甚则心烦意乱，不知所从。《经》曰：胃之大络，名曰虚里，出于左乳之下，其动应衣，宗气泄也。心藏神，肾藏志，肾虚心脾失养，神不安舍，宗气无根，心肾乖离，危症也。

　　熟地　洋参　冬术　归身　枣仁　远志　九节菖
淮药　磁石　飞丹砂　炙草

　　心怯神伤，兼有痰火，恐惧不安。

　　东洋参　茯神　冬术　麦冬　九节菖　远志　磁石
丹砂

　　肝有风热，脾蕴湿痰，痰热上乘胸膈，致生惊恐。

　　温胆汤加白石英、丹砂、金钗一股，煮水煎服。

　　火盛水亏，烦热消渴，胸中震动，畏恐不安，法宜壮水。

　　生地黄汤

　　胃弱脾虚，湿痰中蕴，上迷心窍，惊悸不安。

　　温胆汤加冬术、制南星、沉香、飞丹砂。

　　因惊恐而致病者，主于肝胆；因病而致惊恐者，属乎心肾。心为君主之官，端拱无为，相火代君行事，相火藏于两肾之间。《经》言七节之旁，中有小心，即其处也。肾为作强之官，伎巧出焉，盖人之动作行为，皆赖肾中之火，此火一衰，则情志昏愦，形神颓残，而风痹痿厥等症，所由来也。今脐下卒然震动，惊惕莫能自主，旋竟上攻，两臂痿厥不收，逾时而已。脉数无力，面色戴阳，症势颇类无根之火。盖非相火衰微，乃忧思抑郁，致火不宣扬，不能生土，且南方卑湿，脾土常亏。既失所生，又素不足，脾湿郁而生痰，流注诸经，变幻不一。左关属肾，肾火不安，肾志为恐，而蔽障于痰则悸，譬如水滴火中，炎焰勃然而起，故气自脐下而上升于两臂，正合七节之旁之旨。两臂亦中土太阴、阳明之部，横走于肝则木不安，肝主谋虑，胆附于肝，胆主决断，为痰所扰则怯。诸恙虽见于目前，而致病之原已萌于曩昔。人年至半百而衰，必少壮有恃强之弊，非一朝一夕之故，其所由来者渐矣。公议补肝肾，运中枢，以杜痰源；省思虑，益精神，以舒志意，方克有济。张景岳云：此为不慎其初，所以致病于后，今病已及身，而又不知慎，则未有能善其后者矣。此言最切，故幸留意焉。

六味合六君加沉香、蜜丸。

怔　忡

《经》以喜怒伤气，寒暑伤形，冲脉起于肾下，出于气街，挟脐上行，至胸而散。冲脉动，则诸脉皆动。少腹属厥阴，厥阴肝也。气从少腹蠕动，逆冲于上。心慌意乱，虚里穴跳如跃梭。肾不养肝，气失摄纳，皆根蒂之亏。寡欲固是良谋，更宜恬淡虚无为妙，否则尽恃草木功能，一曝十寒，亦无益也。

六味地黄丸加牡蛎、沙苑子。

年甫廿三，脉来软数，二天不振，心肾交亏，瘰疬虽痊，二气伤而未复，虚里穴动，中虚作呕。先养心脾，兼滋肝肾。

　　熟地　茯苓　枣仁　远志　冬术　归身　木香　炙草　洋参

阴亏于下，宗气上浮，气不归原，撼于胸臆，虚里穴动，病名怔忡。拟《医统》养心汤。

　　洋参　麦冬　五味　熟地　枣仁　茯神　柏子仁　炙草

肾虚精不化气，肺虚气不归精，宗气上浮，动于脐左，殆越人、仲景所谓动气之类耳。

　　六味地黄丸汤加归身。

真阴不足，五液下亏，阴不敛阳，宗气上僭，虚里振动，头眩汗出，气为汗衰，阳蒸阴分，议进当归六黄法。待血热清平，再议补阴可也。

　　当归六黄汤加洋参、赤苓。

真阴不足，心肾不交，宗气上浮，虚里穴动，心烦意乱，莫能自主，脉数无神，当培其下。

　　六味地黄丸加五味。

脉体渐平，症势渐减，水火渐有相济之机。第久恙阴亏阳亢，心肾不交，宜服养心之剂。

　　熟地　洋参　归身　麦冬　五味　远志　枣仁　丹参　茯苓　炙草　柏子仁

五液下亏，二火上炽，水不济火，阴不配阳。缘昔过服克伐之剂，肾阴受伤，致见怔忡惊悸等症，自服养心之剂，虽获机效，然治上者必求其下，滋苗者必灌其本。心为致病之标，肾为致病之本，不必治心，当专补肾。

　　熟地　淮药　洋参　五味　菟丝子　枸杞子　苁蓉
玄武版　鹿角胶　蜜水叠丸。

　　肾水下亏，心火上炽，水火不济，神志不安，宗气上浮，虚里穴动。前进都气丸，壮肾水以制阳光；继服养心法，抑心阳以清君热，怔忡较减。然治上者，必求其本，滋苗者，必灌其根，仍主壮水之主。

　　都气丸加龙齿、紫石英。

　　心为君火之乡，肾为藏水之脏，火性炎上，水体润下，水欲上升，火欲下降，水虚无以上升，心火何由下降，水火不济，心肾不交，是以心烦意乱，不知所从，宗气上浮，虚里穴动。脉来软数无神，有惊悸健忘之虑。法宜壮水潜阳为主。

　　洋参　归身　五味　菟丝　怀药　茯苓　杞子　萸肉

　　上为末，另以大生地、麦冬、冬术、长流水熬膏。溶入龟胶、鹿胶，和末为丸，如桐子大，早晚服。

　　木郁不伸，克制中土，传化失常，津液凝溃成痰，内扰肝胆心胞之络，致有怔忡之患。甚则惊悸，莫能自主。服培养心脾，条达肝木之剂，诸恙虽平，未能如故。今远涉江汉，志意多违，饮食起居，异于故土，防微杜渐，恐有来复之虑。安不忘危，必以寡欲澄心为主，土能培木，水能生木，必得水土平调，方无抑郁动扰之患。拟归脾二陈加减。

　　熟地　洋参　冬术　茯神　枣仁　远志　归身　女贞　旱莲　姜夏　炙草　蜜水为丸。

不　寐

　　真阴下亏，虚阳上越，水不济火，心肾乖违，五志过极，俱从火化。火愈炽，水愈亏。水不涵木，曲直作酸，阴不敛阳，竟夜无寐，甚至心烦虑乱，莫能自主，心气必困于精，脉来弦数而软。授以三才、六味，加以介类潜阳之品，专培五内之阴，冀其精化气、气归精，阴平阳秘，精神乃治。

　　熟地黄汤加洋参、黄精、龟版、炙鳖甲、煅牡蛎、天麦冬，蜜水叠丸。

　　心肾两虚，自汗不寐，服药虽效，未能杜源。汗为心液，外出三阳，肾水不升，心火不降，心肾多疑多虑。法当补坎补离，冀其水火既济。

　　六味加枣仁、阿胶、鸡子黄。

　　脉来动数，按之则弦。默默不知喜怒，时多疑虑，幻生惊恐，心胆自怯，怯则气乱，伤乎心也，恐则精怯，伤乎肾也。心为君主之官，胆司中正之职，附于肝之短叶下，胆汁不满，胆冷无眠。所服之方，理路甚是，仍清一手调治，暂与十味温胆汤。

十味温胆汤

卫气昼行于阳，夜行于阴，行阳则寤，行阴则寐。泄泻后寤而不寐，呕吐痰涎，阴伤胃不和也。拟《灵枢》半夏秫米汤。

制半夏　北秫米

精血素亏，龙雷振动，心神不安，竟夜无寐。

朱砂安神丸夜服　半夏秫米汤

心肾素亏，七情不节，骤加惊恐，二气潜消。惊则神伤，恐则精怯，神因精怯以无依，精因肾伤而不化，是以神摇于上，精陷于下，阴阳不交，竟夜不寐。

生地黄　冬术　洋参　归身　枣仁　远志　炙草半夏　黄粟米

金不平木，木复生水，火性炎上，上扰心君，心烦意乱，不知所从，竟夕无眠，悔怒数起，虚里动穴，食减神疲。前进壮水济火，补阴潜阳，诸恙渐退，依方进步，为丸缓治。

郁气丸去萸肉，加麦冬、沙参、龟版，为丸。

忧思抑郁，最损心脾。心主藏神，脾司志意。二经俱病，五内乖违。心为君主之官，脾乃后天之本，精因神怯以内陷，神因精怯而无依。以故神扰意乱，竟夕无寐，无故多思，怔忡惊悸。

洋参　归身　赤苓　炙草　枣仁　远志　黄芪　白术　广皮

思虑耗伤精血，痰火扰动神魂，夜卧不安，倏寐倏醒，怔忡惊悸，莫能自主。法当专培精血，不可寻火寻痰，未识高明，以为然否。

　　洋参　黄芪　茯苓　归身　茯神　远志　枣仁　炙草　湘莲肉

　　服秘传酸枣仁汤，竟得酣寐，连霄达旦。前议专补精血，不寻痰火，已合病机。第病两月之久，阴已亏耗，以致惊悸、怔忡等，未能悉退，宜加补三阴之品。

　　洋参　冬术　熟地　玄参　萸肉　黄芪　归身　淮药　远志　枣仁　炙草　茯苓神

　　心火妄动，心血耗伤，口渴咽干，虚烦不寐，由思虑焦劳所致。

　　熟地　洋参　天麦冬　五味　玄参　丹参　桔梗　归身　柏子仁　远志　茯神

　　痰火扰乱，心神不寐。

　　温胆汤加黄芩、姜汁。

　　肾水不足，阴不上承，心阳上亢，竟夕无寐。

　　六味地黄汤加半夏、秫米。

　　大产后气血交亏，心脾并损，素多痰火，乘虚内扰心神，不安不寐。

　　温胆汤加东洋参、熟地、枣仁、远志、丹砂、粟米。

　　夏季坐褥，秋月病热，半年来不寐，大便不行，痰饮阻气也。议宁肺以通大肠。

　　紫菀　杏仁　枳实　桔梗　川郁金　姜汁

　　思为脾志，心主藏神。神思过用，心脾受困。心君无为，相火代君司职。相火不静，肾水潜消，水不济火，心阳独亢。脾之与胃，以膜相连。胃者卫之源，脾乃营之本。胃气旋于营，脾气还于胃。脾伤则不能为胃行其津液，营气不谧，则胃气独行其外，行于阳不得入于阴，阴虚故目不瞑。拟七福①归脾，从乎中治。

　　七福饮合归脾汤。

　　不寐之因共十六条，从无间日轻重，互为起伏之事。惟少阳受病，半表半里，乃间日举发。然少阳尚在阳分，未入太阴，纵或受病，不能久踞。今绵延数载。未能霍然。盖因肝经积有肥气，与少阳互相勾结，少阳为三阳之终，厥阴为三阴之尽。甲乙同宫，又得少腹极阴之所，为藏身之地，而根蒂深矣。《经》曰：凡内伤者，时作时止。言正胜邪伏而暂止，邪胜则复作而剧也。阳明不和，时作呃逆，太阴不运，中脘气急，皆被肝胆之所累，非脾胃之本病，若非拔本塞源，则时作时止，安有已时。惟受病已深，其势实足以胜正气而抗药力，非可旦夕奏功。拟煎丸并投，寓荡涤于调养之中。俾无形之气，自前阴而出；有形之浊，自后阴而出。然后再为调摄，庶可安痊。鄙见如斯，敢质明眼。

　　生熟地　潼白蒺藜　川连　龙齿骨　黑绿豆衣　赤白芍　生熟苡仁　桂心　天麦冬　川钗石斛　赤白苓

---

① 七福饮：即人参、熟地、当归、炒白术、炙草、酸枣仁、远志。

生熟甘草　鲜百合　河井水煎。

高年气血两亏，平素思虑过度，耗损心脾，以致寤不成寐，连投归脾汤三剂，不效。偶遇名医张见，谈及此症，曰：若要成功，原方须加酒炒黄连一份。继与一剂，果效。

胆经湿邪护心，以致寐而长笑，面红。治以四妙。

桂枝　薄荷　钩钩　姜枣

不寐怔忡之症，得于思虑惊恐。夫惊气伤胆，恐气伤肾。五志不伸，必生痰聚饮，聚饮气阻，则胆气不洁。胆寒肝热，热升于胃，则心胸懊恼，得汤饮稍安，不涌吐清涎。适阅前方，均调养心脾之法，未获效者，俱未论及胆胃二经，况悸在胃脘心下，脉来两关弦强搏指，岂非明证。书云：水停心下则悸。又曰：胃不和则卧不安。正合经旨。拟苓术半夏汤，和其阴阳。兼用猪胆汁为足少阳之先导，谅该有益。

猪胆汁炒半夏　茯苓　陈皮　甘草　秫米

三剂已愈大半，原方加丹参，竹茹，枳壳。

又四剂，症已大减，觉遍体有痰流动，摩捺则从口溢出。原方加瓦楞子去猪胆。

暴怒伤阴，心境不畅。肝失条达。两胁痛如刀刺，胸闷嗳气，口内作甜，夜不成寐，七情郁结化火，老年殊属不宜。

远志　延胡　柏子　炒川连　冬瓜子　桂圆　枣仁茯神　石斛　益智仁　川楝子

虚　损

八年前曾经失血。《经》云：阳外泄则自汗，阴内泄则遗精。自汗阳虚，盗汗阴弱。加之受室后复又失血，手足心烧，神疲无力，夜来频频盗汗，饮食日少，形神日羸，表里阴阳两伤，亏损已极，殊难奏效。

八仙长寿丸加龙骨、牡蛎、浮小麦。

食少呕酸，夜间仍咳，盗汗仍来，阳气未敛，阴阳两虚。养心脾以固脱。

六君子加孩儿参、龙骨、牡蛎、茯神、浮小麦。

服药三剂，诸恙平平，脉来形色未起，殊非佳兆。现感风寒，暂以二陈汤加减。

苏梗　杏仁　陈皮　半夏　桔梗　款冬花　孩儿参　糯稻根　浮小麦

水亏火旺，阴不敛阳，阳升莫制，云雾不下，则枯槁不荣，亢龙有晦，悔子之热也。亢则害，承乃制。拟三才法。

孩儿参　北沙参　玄参　天麦冬　生熟地　童便

脉来细涩，脏阴营液俱耗。肾虚则胃关不健，肾不吸胃，食入即吐，小便红赤，夜不能寐，心神不交，酒色伤阴耗气，防其涣散。多酌明哲。

党参　熟地　附子　归身　炮姜　甘草　茯神　秫米

包络者，臣使之官，喜乐出焉。三焦无状，空有其名，胸中膈拒。三焦为决渎之官，水道出焉。心为主宰，胆为中正。心动神驰，意握万物，劳心耗肾，水耗于下，龙雷不藏，坎离不济，云雾不下，白露不降，土中无水，亢龙有晦，必得水以济之。少阳相火司天，厥阴风木在泉，於术、龙齿暂停。清神中之火，调气分之阳。

六味去茯苓，加茯神、孩儿参、沙参、料豆、淡菜、燕根（即燕窝别名）、糖楂、谷芽、女贞、旱莲、麦冬、福橘，藕熬汁为丸。

左脉涩，右脉弦滑。肝肾两亏，肾虚则胃关不健，脾积则饮食作酸，胃不冲和，运纳失常。脉犯五行之克，少年更属不宜，延四月有余，正气肾气皆耗，虚不受补，症属棘手。补阴益气煎加沉香三分。服四剂，吞酸已减，脉象稍清，盗汗仍多，原方加神曲。以保固真元，诚有益耳。

菟丝　熟地　杜仲　党参　山药　归身　神曲　沉香　橘红

汗　症

《经》以阳之汗，犹天地之雨。汗为心液，液泄阴亏，肝失滋荣，木乘土位，化机不足斡旋水谷之精微，是以饮食少思，寐来盗汗。在内为血，发外为汗，汗出太多，血液潜消，久延有经闭血枯之虑。法宜益气养荣为主。

熟地　洋参　冬术　茯苓　牡蛎　女贞　归身　白芍　炙草　蜜丸。

《经》以阳之汗，以天地之雨名之。汗即血也。素昔经来甚涌，近乃汗出不收，面色戴阳，虚里穴动，脉象软数无神。症属阴亏，水不济火，阴不敛阳，腠理疏开，心液外泄。前进壮水潜阳之剂，虽获效机，第汗血同归一体，使无崩漏之虑，宜加固血之品。

生熟地　天麦冬　玄武版　洋参　玄参　五味　归身　白芍　丹参　枣仁　乌梅　侧柏　莲房　长流水熬膏。

经　脉

《经》以女子二七天癸至，任脉通，太冲脉盛，月事以时下。又二阳之病发心脾，有不得隐曲，女子不月，其传为风消，为息贲者危。经闭年余，饮食日少，形体日羸，脉来弦劲，乃郁损心脾，木乘土位所致。心为生血之源，肝为藏血之脏，脾为统血之经。心境不畅，肝不条达，脾失斡旋，气阻血滞，痞满生焉。五志不和，俱从火化，火烁真阴，血海渐涸，故月事不以时下，必至血枯经闭而后已。将治心乎？有形之血难培。苟治脾乎？守补中州易钝。抑治肝乎？条达滋柔均皆不受。当以斡运中枢为主，使脾胃渐开，将逍遥养肝郁，再以归芍地补阴养血，调和冲任，冀其经通为吉。

　　人参　茯神　枣仁　远志　於术　归身　广皮　木香　桂圆　阿胶[①]

　　左脉弦出寸口，志意隐曲不伸，郁损心阴，阴虚血少，血不养脾，脾伤不能为胃行其津液，胃病不能容受水谷而化精微，精血日以益衰，脉络为之枯涩，经闭半载有余，腹中虚胀作痛，容色憔悴，饮食减少。《经》言：二阳之病发心脾，有不得隐曲，女子不月是也。其传为风消，再传为息贲，则不治。

　　四君子汤加归身、远志、枣仁、木香、阿胶、泽泻、柏子仁、桂圆。

　　曾经服药五剂，病势似有退机，因循怠治，停药月余，遂致胭肉渐消，喘鸣肩息。症本隐情曲意，郁损心脾，病传于胃，所谓二阳之病发心脾是也。心为生血之源，胃为水谷之海，脾为生化之本。海竭源枯，化机衰惫，血枯经闭，气郁化火，火疾风生，消灼脱肉，故削瘦如暴风之驰速。金伤火灼，气无依附，故喘息如流水之奔逝。犯经旨风消息贲之忌，虽仓扁复生，无如之何！勉拟一方，以副远涉就医之望。

　　生地　洋参　麦冬　泽泻　柏子仁　归身　茯苓　阿胶

---

　　① 本方一作四物合逍遥散。

腹中素有血癥，大如覆杯，脉络阻碍，经血循环，失其常度。经不及期，经前作痛，气郁伤肝，木乘土位，饮食减少，悲哀伤肺，治节不行，胸次不畅，腰如束带，带脉亦伤，年逾三旬，尚未妊子，必得经候平调，方能孕育。

八珍汤加陈皮、木香、枣仁、远志、艾叶。

动则为瘕，瘕者假也，气也。不动为癥，癥者征也，血也。血踞于中，经血因循道阻，月不及期，期前作痛。素多抑郁悲伤，生生之气不振，年逾三旬未能有妊。调肝脾以畅奇经，宣抑郁以舒神志。久延非宜。

异功散加归身、砂仁、肉桂、枣仁、远志、姜、枣，煎水泛丸。

经乃水谷之精气，和调于五脏，洒陈于六腑，源源而来，生化于心，统摄于脾，藏受于肝，宣布于肺，施泄于肾，上为乳汁，下为月水。经闭五载有余，饮食起居如故，无骨蒸、痰嗽等症，乃任脉经隧滞塞，非血枯可比。手指肿胀色紫，不时鼻衄，经血错行可知。营气不从，逆于肉里，遍身疮疡，脉来滑数而长，有痈疽肿满之虑。拟子和玉烛散行之，冀其经通为吉。病势深远，药性暴悍，多酌明哲，再服可也。

生地　当归　赤芍　川芎　生军　玄明粉　炙草

经以应月，月以三十日而一盈，经以三旬而一至，像月满则亏也。亏极则病，阴亏则火盛，火盛则逼血妄行。《经》以阴亏阳搏谓之崩是也。服药以来，崩漏虽止，巅顶犹疼，腹中䐜胀。厥阴之脉，上出于额，与督脉会于巅顶，下络少腹，水不涵木，阴不敛阳，巅疼腹胀，脉软数无神。仍以壮水潜阳为主，冀其气血各守其乡，方无来复之虑。

生地　洋参　麦冬　五味　当归　白芍　蒐茹（即茜草）　乌贼骨　生牡蛎　玉竹　枣仁　蜜水为丸。

气不外卫则寒，血失中营则热，经无约束则愆期，二气素虚，奇经复梗，督行一身之阳，任行一身之阴，任督犹天之子午，冲脉从中直上，合地之云升。法当静补真阴，以充八脉。

洋参　熟地　黄鱼鳔　黄肉　五味　山药　麦冬　当归　牡蛎　白莲花　长流水、桑柴火熬膏。

脉来滑数，无神而空，似有胎而不果，腹无坚硬之处，非停瘀可比。素本月事不调，晡热巅疼，时作时止，阴亏血少，病在肝脾，木不条达，土运郁抑。崇土培木，宜补中州，观其动静。

於术　砂仁　陈皮　茯苓　香附　归身　川芎　黄芩

经候愆期，胸腹相引而痛，痛时手足厥冷，过食生冷、寒冻即发，腹中雷鸣，脉来沉细，显是命火中伤，不足以煦和五内而敷四末。皆由产后气血双亏，虚寒为祟。治宜益火之源，以消阴翳。

附桂八味加归身、川芎。

坤道重在调经，经调方可受孕。经本失期，少腹胀痛，不时呕哕，脉象双弦无力，少腹主于肝，肝病善痛；肝传脾，脾病善胀；脾及胃，胃病善呕，饮食不甘。肝、脾、胃并病，有妨孕育。

八珍汤去白芍，加木香、艾绒，益母花煎水泛丸。

经闭半载，肝郁气滞，气滞血凝，血结成癥，下离天枢寸许，正当冲脉之道，是以跳跃如梭，攻痛如咬，按有头足，疑生血鳖。肝乘土位食减，木击金鸣为咳。中虚营卫不和，寒热往来如疟，从日午至寅初，汗出而退。脾伤血不化赤，白带淋漓，脉象空弦，虚劳已著。第情志郁结之病，必得心境开舒，服药方克有济。

四物汤加五灵脂、生蒲黄、茜草根、牛膝。

昨暮进药，三更腹痛，四更经行，淡红而少，五更紫黑而多，少腹胀坠而痛，停瘀未尽。前方加青皮、延胡索。

年逾四旬，产育过多，气血双亏，形丰脉软，饮食不甘，精神慵倦，夜来少寐，清晨坐起必呕，胃有留饮，经失期色紫，腹右有癥，由气郁伤肝，怒哀动中所致，有血崩之虑。先以解郁舒肝，以畅心脾主治。

洋参　於术　归身　白芍　柴胡　香附　木香　远志　枣仁　茯苓　炙草　佩兰

崩　带

带下赤白如漏卮。脉虚弦，舌绛中有红巢，大便坚结难解，小腹左角作痛，遍体关节酸痛，咳嗽震动，按摩其痛不止，甚至呼吸往来俱觉牵引痛处，此皆血液脂膏耗损，不能荣养一身，经隧滞涩，络脉乖分，二气无能流贯连络交经之处。前哲谓久漏久崩，非堵塞可止，升提可愈。法当协和二气，调护双维，宣补中寓以收涩之意。

生地　洋参　阿胶　海螵蛸　鲍鱼肉　白薇　金樱子　橘红　杜仲

宣补之中，寓以收涩之法，取通以济塞之意。盖带下日久，液道虚滑，卒然堵塞，陡障狂澜，其势必溃。故以宣通之品，为之向导，同气相求也。服后带下较减，痛楚渐舒，大便仍结，舌心无苔，一条红滑，乃真阴亏损之征也。脉来弦数无神。原方加减。

生地　洋参　杜仲　海螵蛸　川断　阿胶　黄芪　白薇　鲍鱼肉

连进通以济塞，带下十减二三，小腹关节酸痛俱缓，大便燥结未润，弦数之脉未静，舌心红滑如故。症本血液脂膏耗损，复延奇经，任行身前，督行身后，冲脉从中直上，带脉环周一身，如束带然，阴维阳维，阴阳相维，阴跷阳跷，阴阳相交，八脉俱亏，百骸俱损，岂铢两之丸散，所能窥其藩蓠乎。爰以一通一塞，大封大固之品，共煎浓汁，如膏如饴，每以二两，开水和服，下咽之后，入胃输脾，融化营卫，濡枯泽槁，则欣欣向荣，营气充满一身，庶乎二气协和，奇经复振。

生熟地　洋参　砂仁　杜仲　川断　阿胶　龟版
鳖甲　白薇　黄柏　鲍鱼肉　海桑螵蛸　黄鱼螵　长流
水、桑柴火熬膏，再入胶熔化为膏。

《经》以阴虚阳搏谓之崩。血得热则宣流，气与火
不两立，壮火食气，气无以帅，血不归经，致令经水妄
行，遂成崩症。防其汗脱，先取化源。

熟地　冬术　洋参　炙草　乌贼骨　蒨茹　三七
血余炭

脾肾两亏，湿热下注，阴虚发热，腰痛带下，年逾
五旬，真阴久衰。宜培补脾肾，补益真阴，佐利湿热，
以冀缓效。

熟地　黄芪　归身　泽泻　草薢　茯苓　苡仁　杜
仲　石斛　扁豆

带下不止，所有皆淡黄色，腹痛筋如抽掣，此精血
内枯，脂液尽涸，冲任交病，非肝木乘脾也。从奇经八
脉主治。

紫石英醋煅　桂心　龟版　归身　菟丝　小茴香
杜仲　杞子　苁蓉

经漏成带，医疗无功，乃冲、任、督、带交病，所
与归脾等剂，未尝齿及奇经。议通阳补阴，从奇经八脉
主治。

鹿角霜　紫石英醋煅　阿胶　牡蛎　杜仲　杞子
柏子霜　桑螵蛸　蒲黄　龟版　建莲

崩漏日久，《经》云：暴崩当温涩，久漏宜宣通。

因久则血去阴虚，而生内热，必有瘀滞停积。若用芪术保守，归艾辛温，守则气壅，辛则阳动，失其旨矣。

　　乌贼骨　茜草　生地　阿胶蛤粉炒　白芍　水泛丸。每朝服三钱，先饮淡鲍鱼肉一小杯为引导。

　　奇经之脉，隶于肝肾。冲任不足，血复虚寒，经来色淡且少，带下腰痛，骨节酸痛，当乙癸同源主治。

　　当归　白芍桂枝炒　川芎　生地炭　杜仲　寄生黄芪　香附　茯苓　乌贼骨　秦艽　枣

宜　男

　　天地氤氲，万物化醇，男女媾精，万物化生，故受胎必得醇正之气。肝木乃东方生发之本，性喜条达，怒恶抑郁，则生发之气不振，脏腑皆失冲和。况坤道偏阴，阴性偏执，每不可解，皆缘木不条达，素来沉默寡言，脉象虚弦无力，肝木郁结可知。拟逍遥、归脾、八珍加减，冀其肝木畅和，方有兰征之庆。

　　乌贼骨　鲤鱼子　生地　洋参　冬术　归身　白芍枣仁　木香　川芎　远志　炙草　茯苓　柴胡　紫河车蜜丸。

　　阴不维阳，阳不维阴，卫失外护，营不中守。寒热往来七载，经候不能应月盈亏，是以未能孕育。肝木乃东方生发之本，郁则失其化育之机。法当条畅肝脾，以充营卫；补阴益气，以护两维。期其二气两协其平，方有兰征之庆。

生地　当归　川芎　洋参　山药　甘草　柴胡　青蒿　佩兰　丹参　杜仲　乌贼骨　升麻　蜜丸。

胎　产

服壮水潜阳之剂，胎元竟过离宫，半载以来，阴平阳秘，脉象和调。曾经受孕，即觉体倦神疲，由渐而甚，至产育后方平。现在形神拘倦，甚于畴昔，皆缘火甚阴亏，仍以壮水潜阳为主。

大生地　归身　冬术　黄芩　枣仁　杜仲　黄柏　益母草　龟版　长流水、桑柴火熬膏。

胎元本于气血，盛则胎旺，虚则胎怯。气主生胎，血主成胎，气血平调则胎固，气血偏盛则胎坠。曾经半产五次，俱在三月之间。三月手心主胞络司胎，心主一名膻中，为阳气之海。阳气者，若天与日，离照当空，化生万物，故生化著于神明，长养由于阳土，君火以明，相火以位，天非此火，不能生长万物，人非此火，不能生长胎元，人与天地同参，日月相应，天一生理也。但此火平则为恩，亢则为害。胎三月则坠，正属离火暴甚，阴液耗虚，木失滋营，势必憔悴，譬如久旱，赤日凭空，泉源干涸，林木枯槁，安能不坠。脉来滑数无神，证见咽干舌绛。法当壮水之主，以制阳光。

生地　冬术　黄芩　龟版　甘草　归身　白芍　川

断　杜仲　元参　知母　沙参　熬膏。

素本阴虚火盛，近则有妊三月有奇。三月手厥阴胞络离火司胎，离火暴甚，阴液潜消，无以灌溉胎元，殊为可虑。非独子在胞中受制，即异日之强弱，未必不由乎此。血为热迫，吐血一次，胎欠荣养可知。伐下者必枯其上，滋苗者必灌其根。法当峻补真阴，以培其本。

生熟地　山药　茯苓　冬术　杜仲　龟版　归身牡蛎　白芍　白薇　黄芩　蜜水为丸。

产后百脉空虚，气血俱伤，冲任不振，半月血来甚涌，所谓冲伤血崩是也。斯时宜宗前哲暴崩暴漏，温之补之之法。蔓延不已，奇经大损，营卫乃伤，任虚不能外卫，冲虚无以内营，致寒热如感①，冲脉并足阳明经而行，阳明不和，乳房作痛，上气不足，头为之旋，水不济火，五心燔热，诸虚叠见，日以益甚。脉来弦数无神，先从太阴、阳明进步，冀其胃开进食，诸虚可复。

人参　黄芪　冬术　茯苓　炙草　归身　枣仁　远志　杞子　熟地　龙眼肉

大产后阴伤未复，内热目涩羞明，形神慵倦，脉象虚弦。水不涵木，火灼金伤，清肃不降，咳吐痰腥，有肺痈之虑。清上实下主之。

生地　茯苓　泽泻　丹皮　天冬　麦冬　儿参　五味　归身　阿胶　石决　蜜为丸。

---

①　如感：一本作并盛。

有妊至三月则坠，三月手厥阴胞络离火司胎。素本阴亏，水不济火，离火暴甚，阴液消耗，无以灌溉胎元，譬如草木萌芽，无雨露滋营，被阳光消灼，安能不坠。经今二次，任失偏固，虑胎至离宫，永为滑例。拟《局方》磐石散，取补阴制火，益气养营之意。

熟地　当归　川芎　白芍　洋参　冬术　茯苓　炙草　川断　黄芩　砂仁　粳米　蜜丸。

有妊至七月则坠。七月手太阴肺脉司胎，肺司百脉之气，气与火不两立，壮火食气，肺藏乃伤，无以奉秋收之令。金水同源，肺与大肠相为表里，肾开窍于二阴，大便坚结难解，阴亏火盛可知。治宜壮水潜阳为主，辅以清肃上焦之意。

洋参　麦冬　生地　知母　归身　冬术　龟版　杜仲　川断　黄芩　蜜丸。

半产后亡血过多，木失敷荣，素多抑郁，中枢少运。胃者卫之源，脾乃营之本。胃虚卫不外护则寒，脾虚营失中守则热。脾为统血之经，肝为藏血之脏，肝脾俱困，经候愆期，宗气上浮，虚里穴动，脉来弦数无神。治宜滋肾补肝为主，解郁崇土辅之。

八珍汤加远志　枣仁　萸肉　山药　蜜丸。

《中医经典文库》书目

一、基础篇

《内经知要》
《难经本义》
《伤寒贯珠集》
《伤寒来苏集》
《伤寒明理论》
《类证活人书》
《经方实验录》
《金匮要略心典》
《金匮方论衍义》
《温热经纬》
《温疫论》
《时病论》
《疫疹一得》
《伤寒温疫条辨》
《广温疫论》
《六因条辨》
《随息居重订霍乱论》
《濒湖脉学》
《诊家正眼》
《脉经》
《四诊抉微》
《察舌辨症新法》
《三指禅》
《脉贯》
《苍生司命》
《金匮要略广注》
《古今名医汇粹》
《医法圆通》

二、方药篇

《珍珠囊》
《珍珠囊补遗药性赋》
《本草备要》
《神农本草经》
《雷公炮炙论》
《本草纲目拾遗》
《汤液本草》
《本草经集注》
《药性赋白话解》
《药性歌括四百味》
《医方集解》
《汤头歌诀》
《济生方》
《医方考》
《世医得效方》
《串雅全书》
《肘后备急方》
《太平惠民和剂局方》
《普济本事方》
《古今名医方论》
《绛雪园古方选注》
《太医院秘藏丸散膏丹方剂》
《明清验方三百种》
《本草崇原》
《经方例释》
《经验良方全集》
《本经逢原》
《得配本草》

《鲁府禁方》
《雷公炮制药性解》
《本草新编》
《成方便读》
《药鉴》
《本草求真》
《医方选要》

三、临床篇

《脾胃论》
《血证论》
《素问玄机原病式》
《黄帝素问宣明论方》
《兰室秘藏》
《金匮翼》
《内外伤辨惑论》
《傅青主男科》
《症因脉治》
《理虚元鉴》
《医醇賸义》
《中风斠诠》
《阴证略例》
《素问病机气宜保命集》
《金匮钩玄》
《张聿青医案》
《洞天奥旨》
《外科精要》
《外科正宗》
《外科证治全生集》
《外治寿世方》

《外科选要》
《疡科心得集》
《伤科补要》
《刘涓子鬼遗方》
《外科理例》
《绛雪丹书》
《理瀹骈文》
《正体类要》
《仙授理伤续断方》
《妇人大全良方》
《济阴纲目》
《女科要旨》
《妇科玉尺》
《傅青主女科》
《陈素庵妇科补解》
《女科百问》
《女科经纶》
《小儿药证直诀》
《幼科发挥》
《幼科释谜》
《幼幼集成》
《颅囟经》
《活幼心书》
《审视瑶函》
《银海精微》
《秘传眼科龙木论》
《重楼玉钥》
《针灸大成》
《子午流注针经》
《针灸聚英》
《针灸甲乙经》
《证治针经》
《勉学堂针灸集成》
《厘正按摩要术》

《饮膳正要》
《遵生八笺》
《老老恒言》
《明医指掌》
《医学从众录》
《读医随笔》
《医灯续焰》
《急救广生集》

四、医论医话医案

《格致余论》
《临证指南医案》
《医学读书记》
《寓意草》
《医旨绪余》
《清代名医医案精华》
《局方发挥》
《医贯》
《医学源流论》
《古今医案按》
《医学真传》
《医经溯洄集》
《冷庐医话》
《西溪书屋夜话录》
《医学正传》
《三因极一病证方论》
《脉因证治》
《类证治裁》
《医碥》
《儒门事亲》
《卫生宝鉴》
《王孟英医案》
《齐氏医案》
《清代秘本医书四种》

《删补颐生微论》
《医理真传》
《王九峰医案》
《吴鞠通医案》
《柳选四家医案》

五、综合篇

《医学启源》
《医宗必读》
《医门法律》
《丹溪心法》
《秘传证治要诀及类方》
《万病回春》
《石室秘录》
《先醒斋医学广笔记》
《辨证录》
《兰台轨范》
《洁古家珍》
《此事难知》
《证治汇补》
《医林改错》
《古今医鉴》
《医学心悟》
《医学三字经》
《明医杂著》
《奉时旨要》
《医学答问》
《医学三信篇》
《医学研院》
《医宗说约》
《不居集》
《吴中珍本医籍四种》